Psychanalyse et psychopathologie

Che vuoi ? Nouvelle série n° 33, 2010
Revue du Cercle Freudien

Directeur de publication : Serge Reznik

Couverture : Michel Audureau
Réadaptation : Clara Kunde

Éditeur : L'Harmattan, 5-7 rue de l'École Polytechnique, 75005 Paris

Les textes proposés à la revue sont à envoyer à :
Serge Reznik, 10 rue Rubens, 75013 Paris
sreznik@free.fr

À paraître : *Che vuoi ?* n° 34
Automne 2010

Publié avec le concours du Centre National du Livre

Che vuoi ?

Nouvelle série n° 33, 2010

Psychanalyse et psychopathologie

L'Harmattan

5-7, rue de l'École-Polytechnique ; 75005 Paris

http://www.librairieharmattan.com
diffusion.harmattan@wanadoo.fr
harmattan1@wanadoo.fr

ISBN : 978-2-296-12173-7
EAN : 9782296121737

SOMMAIRE

Bonnes feuilles

Cabinet de lecture

Che vuoi ? est depuis 1994 la revue du Cercle freudien. Revue de psychanalyse, elle contribue au travail d'élaboration indispensable à la pratique en mettant en œuvre les deux principes fondateurs de l'association : l'accueil de l'hétérogène, le risque de l'énonciation. Chaque numéro est conçu comme un ensemble visant à dégager une problématique à partir d'un thème choisi par le Comité de rédaction. Un Cabinet de lecture présente des ouvrages récemment parus.

C'est pourquoi la question de *l'Autre qui revient au sujet de la place où il en attend un oracle, sous le libellé d'un :* Che vuoi ? *que veux-tu ? est celle qui conduit le mieux au chemin de son propre désir —, s'il se met, grâce au savoir-faire d'un partenaire du nom de psychanalyste, à la reprendre, fût-ce sans bien le savoir, dans le sens d'un : Que me veut-il ?*

J. Lacan (*Écrits*, p. 815)

Éditorial

En quoi la découverte freudienne a-t-elle modifié l'abord de la psychopathologie, tant du point de vue de son repérage que de son traitement ?

Pinel se demandait quel vice cachait « l'aliénation mentale », selon la morale de son époque où l'on proposait l'enfermement ou l'exorcisme par des religieux incorruptibles et forts en Dieu.

Charcot avait constaté que chez les patients alors qualifiés d'« hystériques », certains symptômes ne concordaient pas avec les données de l'anatomie et de la physiologie, mais disparaissaient parfois, définitivement ou temporairement, sous hypnose ou par suggestion, deux techniques qui se développaient à la fin du XIXe siècle.

Freud, instruit par la neurologie de la transmission héréditaire de certaines maladies et très intrigué par les effets de l'hypnose et de la suggestion, supposa que ces patients-là étaient saisis à leur insu par une suggestion venue d'un autre, s'intéressant alors au sujet « dans cet état singulier dans lequel on sait quelque chose et en même temps on ne le sait pas ». Il inventa cette « fiction transférentielle » qu'est la cure psychanalytique, où l'association libre permet de parler à ceux « qui souffrent de réminiscences », dans un rapport de sujet à sujet évoluant autant par les effets de la parole du patient sur le thérapeute que par les effets de la parole du thérapeute sur le patient. Le symptôme est alors, comme le rêve, un langage à décrypter, donnant traduction à une vérité du sujet « refoulée » selon des modalités définies plus tard en termes de pulsion, principe de plaisir et instances psychiques.

Lacan, travaillant les figures de la langue en parallèle avec la fabrication des phénomènes inconscients que sont les symptômes, montre que « l'inconscient est structuré comme un langage » et que, comme l'avait dit Freud au début, l'excès d'excitation sans exutoire sexuel se transforme en angoisse, faute de parole dans une langue donnée pour lui donner limite et opérer un refoulement dit « originaire ». Il montre deux versants cliniques de la psychopathologie, qui communiquent par leurs bords : le versant du signifiant, avec les fantasmes, lapsus, actes manqués, symptômes, inclus dans ce que Freud appelle névrose, et celui du réel impossible, où la perception non marquée de la parole est restée sans langue, avec délires, acting out, étrangeté, etc. Ces symptômes-là sont du côté de ce que Freud appelle psychose ; impossible manifestant ce qui « ne cesse pas de ne pas s'écrire » avec insistance ou fracas. Lacan mettra en suspens le concept de forclusion irréversible utilisé par la psychiatrie pour aborder la « psychose », édifiant avec l'aide de la topologie et du nœud borroméen une clinique qui n'est plus statique, mais toujours en mouvement et rendant compte de ses transformations ou suppléances possibles.

Les textes rassemblés dans ce numéro explorent les éléments fondamentaux de la clinique psychanalytique, donnent un aperçu de la singularité qui ne peut en être éliminée et soulignent le caractère toujours subversif de la découverte freudienne.

Le Comité de rédaction

Trames

Cruelle la psychanalyse, quand elle est déliée de ses fondements éthiques

Marie-José Sophie Collaudin

Il y a trente ans, un garçon de huit ans me racontait avec passion tous les exploits impossibles dans la réalité présente dont il se faisait l'acteur ; à ma remarque qu'il voudrait être déjà grand comme son père, il me répondit : « Oh non ! car je ne pourrais plus jouer à cela ! » Un matin, j'ai entendu sur France-Culture un acteur s'entretenir avec l'acteur Michel Bouquet sur leurs chemins respectifs vers le théâtre. Michel Bouquet disait : « Enfant, j'étais trop doux, je ne pouvais que rêver. Je n'ai rien appris à l'école, ma mère m'a emmené au théâtre. » Son interlocuteur, enfant de mai 68, s'expliquait ainsi : « Dans le théâtre, à travers la fiction, je retrouvais la réalité. J'étais envahi par la queue de comète de 1968, je n'y comprenais rien. »

Dans la rue ou ailleurs, parfois dans mon bureau, j'entends cette phrase à l'adresse d'un enfant : « Tu n'as pas à faire cela. » Phrase qui suscite la révolte, le passage à l'acte ou un silence pétrifié. Le toi est nommé mais nié dans son acte et dans son être, son désir n'a pas lieu d'exister, parce que la limite entre l'autre et l'Autre n'est pas nommée comme étant partagée par tous les humains sous la forme d'un « c'est défendu », ou « ce n'est pas permis pour telle ou telle raison ». La réaction ne peut être que la révolte, pour affirmer son existence, ou l'angoisse primaire d'une culpabilité sans objet, car innommable dans le registre des pulsions, c'est-à-dire du vécu intime du corps dans le sens psychanalytique. « Pour me plaire » est le sous-entendu de cette phrase mortifère. Il ne s'agit pas de la loi, mais du bon vouloir de quelqu'un, avec parfois chantage à l'amour. Ce qui est proposé à l'enfant, c'est une ou des images : gentil, intelligent, sportif, etc., un prêt-à-porter ou à penser sans transmission. Le travail du signifiant issu d'une transmission et créant la représentation est escamoté. C'est sans doute à cause de cela que Michel Bouquet « déteste apprendre un texte par cœur pour les répétitions ».

Cruel, *crudel* au Xe siècle, vient de *crudus*, cru et est défini ainsi par le dictionnaire *Robert* : qui prend plaisir à faire ou à voir souffrir. Au sens figuré : qui aime le sang.

RÊVES SOUS LA TERREUR

En Allemagne, entre 1933 et 1939, Charlotte Béradt a recueilli les rêves de nombreuses personnes proches ou moins proches : « Je l'ai fait en tant qu'opposante politique et non en tant que juive récemment désignée comme telle », expliquera-t-elle plus tard. C'était un acte de résistance susceptible de tomber sous le coup de ce que les nazis appelaient des « contes atroces », c'est-à-dire de la propagande hostile supposée répandre des récits d'atrocités pour jeter le discrédit sur le régime. Aussi la première écriture de ces rêves fut-elle faite en langage codé de façon à travestir les récits : être arrêté se disait tomber malade, Hitler se disait l'oncle Henri. Ces premières transcriptions furent envoyées à l'étranger où Charlotte Béradt les récupéra après son émigration en Angleterre en 1939, puis aux États-Unis. Longtemps après, elle a regroupé les rêves qui lui paraissaient « pas trop singuliers » et en 1966, à 65 ans, elle les a publiés dans un livre, *Rêver sous le Troisième Reich,* traduit en français par Pierre Saint-Germain[1]. Ce livre est un acte de transmission sur les effets de la cruauté d'un système totalitaire sur l'intime de l'humain.

Rêver sous le Troisième Reich s'ouvre sur ce rêve :

> « Je me réveillai, trempée de sueur, claquant des dents. Une fois de plus, comme tant d'autres innombrables nuits, on m'avait pourchassée en rêve, on m'avait tiré dessus, torturée, scalpée. Mais cette nuit-là, à la différence de toutes les autres, la pensée m'est venue que parmi des milliers de personnes, je ne devais pas être la seule à avoir été condamnée à rêver de la sorte par la dictature. Les choses qui remplissaient mes rêves devaient aussi remplir les leurs – fuir dans les champs à perdre haleine, se cacher en haut de tours hautes à donner le vertige, se recroqueviller très bas derrière les tombes, les troupes de S.A. partout à mes trousses. »[2]

Les rêves manifestent la liberté de pensée de l'homme, disait Freud, et nous sommes maintenant beaucoup à constater qu'ils ne sont pas seulement la satisfaction hallucinatoire d'une motion pulsionnelle insatisfaite dans la réalité. Les rêves s'ombiliquent dans le réel, ainsi que le symptôme, la création artistique et toutes les autres créations humaines.

« La seule personne en Allemagne qui a encore une vie privée est celle qui dort », disait Robert Ley, dirigeant de l'organisation du Reich. Une dictature politique agissant au nom d'une idéologie (ici, la « pureté de la race », issue de ce naturalisme qui se retourne toujours contre l'humain), maltraite les sujets par diverses atteintes à leur liberté et par d'autres persécutions, dont les humiliations ne sont pas les moindres, en les empêchant de mettre en acte dans la vie quotidienne des désirs importants pour eux, en séquestrant ceux qui semblent résister. Les témoignages de rêves rapportés dans ce livre montrent que la dictature maltraite aussi le sujet au sens psychanalytique du terme : même en rêve, il ne se laisse plus aller, il se cache, il se déguise. En voici plusieurs exemples :

Une femme, de son métier femme de ménage, dans l'été 1933 : « Je rêve qu'en rêve, par précaution, je parle le russe – je ne connais pas le russe et en outre, je ne parle pas en dormant – pour ne pas me comprendre moi-même et que personne ne me comprenne si je disais quelque chose à propos de l'État, parce que c'est interdit et que cela doit être dénoncé. »[3]

À la même époque, un jeune homme rêve ceci : « Je rêve que je ne rêve plus que de carrés, de triangles, d'octogones qui ressemblent tous à des gâteaux de Noël, parce qu'il est interdit de rêver. »[4]

Six personnes rêvent : « Il est interdit de rêver et pourtant je rêve. »[5]

Une jeune fille bibliographe raconte : « Je veux rendre visite à une connaissance qui s'appelle, disons, Petit. Mais dans la rue je m'aperçois que j'ai oublié son adresse exacte. Je vais dans une cabine téléphonique pour la chercher dans un annuaire, mais par précaution je la cherche sous un autre nom, disons, Grand. C'était absurde. »[6]

C'est fou, commente Charlotte Béradt, car le but de l'action est supprimé par l'action elle-même.

Une femme de cinquante ans, professeur de mathématiques, rêve ceci au début de l'automne 1933 : « Il est interdit sous peine de mort d'écrire quoi que ce soit qui ait à voir avec les mathématiques. Je me réfugie dans un bar (de ma vie je n'ai pénétré dans un tel lieu). Des ivrognes chancellent, les serveuses sont à demi nues, l'orchestre gronde. Je tire de ma serviette du papier très fin pour y inscrire à l'encre invisible un couple d'équations, dans une angoisse mortelle. » Quand Charlotte Béradt lui a demandé à quoi elle pensait, elle a répondu simplement : « On a interdit ce qu'il est impossible d'interdire. »[7]

C'est-à-dire qu'on a essayé d'interdire le désir.

Un employé de bureau, ex-partisan de la République de Weimar, rêve : « Je m'installe solennellement à mon bureau après m'être enfin décidé à porter plainte contre la situation actuelle. Je glisse une feuille blanche, sans un mot dessus, dans une enveloppe et je suis fier d'avoir porté plainte, et en même temps, j'ai vraiment honte. » Ou encore : « J'appelle la préfecture de police pour porter plainte et je ne dis pas un mot. »[8]

Un ophtalmologue de quarante-cinq ans rêve de ceci, en 1934 : « Les S.A. posent du fil de fer barbelé aux fenêtres des hôpitaux. Je me suis juré de ne pas les laisser faire s'ils viennent dans mon département avec leurs barbelés. Je me laisse pourtant faire, je suis là comme une caricature de médecin lorsqu'ils enlèvent les vitres et transforment une chambre d'hôpital en camp de concentration avec barbelés. Et pourtant, je suis renvoyé. Mais on me rappelle pour soigner Hitler parce que je suis le seul au monde à en être capable : honteux d'en être fier, je me mets à pleurer. » Il se réveille et se souvient que la veille, un de ses assistants était venu travailler à la clinique en uniforme de S.A. et lui, bien que révolté, n'avait pas protesté. Il se rendort et rêve : « Je suis dans un camp de concentration mais tous les prisonniers se portent très bien. Des dîners sont organisés, il y a des représentations théâtrales. Je me dis donc que ce qu'on rapporte sur les camps est très exagéré et c'est alors que je me vois dans un miroir : je porte l'uniforme d'un médecin de camp, des bottes à tige spéciale qui brillent comme des diamants. Je m'appuie sur le fil barbelé et je recommence à pleurer. »[9]

Bien d'autres parmi ces rêves mériteraient notre attention.

Pourquoi avoir choisi des exemples de rêves dans ce livre ?

Les rêves sont des productions privilégiées de l'inconscient ; ces derniers n'étaient pas adressés à un psychanalyste. Ils montrent que le système totalitaire nazi substitue au perçu des sujets un supposé élaboré pour une fin utile par des personnes permettant la mise en acte du régime totalitaire. Martine Lebovici en parle dans sa présentation : « Injection constante de significations secrètes à tout événement visible, ce qui conduit à affirmer l'existence d'un ordre plus vrai dont le système totalitaire administrera la preuve en transformant la réalité elle-même à partir de cette fiction. »[10] C'est la désolation, la coupure de plus en plus grande de chacun avec tout autre, et en chacun celui qui éprouve est sous l'œil d'un observateur qui le menace de mort. Comme les accusés de fautes qu'ils n'ont pas commises préfèrent à la fin être punis injustement plutôt que de laisser durer la suspicion, les sujets livrés à l'angoisse d'une culpabilité sans objet, pour ne pas être seuls et sans groupe d'appartenance, finissent par s'inclure dans cette fiction, mais dans la honte : cette fiction est hors éthique donc hors la loi. La métaphore qui permettrait de sortir de l'impasse du réel persécutant est impossible à fabriquer dans le présent de ce réel. Seule arrive la métonymie, comme alternative à être torturé ou massacré : plutôt ça, les bottes brillantes, que de mourir, ou de ne pas pouvoir mettre en acte son désir le plus important (pratiquer la médecine par exemple), ou de risquer d'être exclu de toute appartenance au groupe, et exclu de sa langue maternelle.

LA MISE EN SCÈNE DE LA PSYCHANALYSE

La mise en scène de la psychanalyse crée une fiction, l'espace transférentiel, où se déploie une relation vraie : lieu de mise en scène du réel insu, lieu pour l'histoire du sujet et de ses ascendants où les affects ont leur part, lieu permettant l'écoute et une parole à l'endroit du réel ou du traumatisme. L'analyste se tenant au bord du réel de l'analysant en est affecté d'une façon bien différente d'une complicité avec la jouissance inconsciente, d'un collage à l'autre dans ce réel qui lui ferait répondre à la demande aliénante. L'écart de cette différence ne permet pas de complétude. Au contraire, il instaure ou maintient la catégorie du vide (le *pas-tout* de Lacan), place en creux pour le Nom-du-père, qui peut être représenté par autre chose que le patronyme comme nous l'apprennent les ethnologues, l'expérience des psychanalystes et de bien d'autres. Cet espace fictionnel du transfert, à travers les souvenirs, les émotions, les larmes, les rêves et les paroles qui surviennent, transforme le monde plat du réel en un monde en relief et démarque la responsabilité de la culpabilité anéantissante. « L'horreur qui s'incarne en l'autre (l'analyste) va toucher l'être de l'analysant dans sa lignée et permettre la naissance d'un autre universel », écrit Jean-Max Gaudillière[11]. Cet autre universel est le fondement de la loi. Là, l'analysant au bord du réel peut s'identifier comme « un individu faisant partie d'un corps à plusieurs », comme dit Françoise Davoine[12], même s'il ne peut pas encore s'identifier comme sujet. Il y a sortie d'un système binaire et création d'un espace à trois dimensions, passage de l'infini au fini ; l'analysant peut parler, même du pire. Si l'analyste s'adresse à lui d'une certaine manière, poétique c'est-à-dire métaphorique car le sens est irréductible à la signification, le refoulement pourra s'opérer, le réel s'inscrire quelque part, s'oublier et appartenir au sujet, permettant le passage de « l'impossible » au « un » possible (J. Lacan, mais aussi Paolo, dans sa septième année) et vers une création, ne serait-ce que d'une parole.

Mais si l'analyste énonce un savoir *su d'avance*, même si ce savoir vient de Freud, de Lacan, de Winnicott ou de Dolto, ou de son analyste, il empêche la mise en place de ce lieu de mise en scène et de mise en mots du réel singulier (souvenez-vous de la réponse du petit garçon à ma première intervention !). Il empêche la mise en place de ce lieu permettant la production d'un inconscient unique, rendant possible une parole de l'analyste qui fasse loi et la parole de l'analysant. Si l'analyste dit à son patient qui ne parle pas, ou qui ne peut assurer le paiement demandé, ou qui n'est pas venu à sa séance, qu'il résiste à l'analyse, ou toute autre « interprétation » sans lien avec une écoute dont l'inconscient participe, c'est-à-dire avec un vécu représenté par des chaînes signifiantes, son discours sera comme celui d'une science ou d'une idéologie dont je dirai avec Musil, Hannah Arendt et bien d'autres, qu'elle fonctionne comme un système totalitaire. Celui qui terrorise les rêveurs dans le livre cité plus haut en est le pire exemple ; mais comme dans la phrase « tu n'as pas à faire cela », il y a confusion entre les deux plans structurants du montage des sociétés : celui de la représentation des fondements de la loi, la loi humaine articulée sur le réel et l'impossible pour le maintien de la vie de tous, qui est bien sûr aussi celle de la cure et celui des effets normatifs qui en découlent, le « correct » sous ses différentes formes. Dans cette confusion, « méprise déstructurante pour le sujet » selon Pierre Legendre[13], il y a une tentative d'objectivation du sujet qui ne laisse pas possibilité de manifestations signifiantes singulières, ni d'instituer la catégorie du vide, fondement du symbolique pour que dans la trace de ce qui se perd de l'objet advienne une image, puis une représentation.

Ce lieu est sacré, car il permet que le pulsionnel s'articule à la loi, que le réel ou le traumatique s'inscrivent et appartiennent au sujet. S'il est supprimé par un tout-savoir ou un tout-voir de l'analyste, le sujet, pour se maintenir vivant, peut se débrouiller pour maintenir invisible, inaudible, inaccessible le plus important de lui-même, voire élaborer un faux-self à la place du sujet qui ne peut plus avancer. Certains rêves cités par Charlotte Béradt montrent ce processus.

ŒDIPE REVISITÉ

Comme le racontent les rituels (entre autres ceux de la transe, qui existe dans différentes cultures), les mythes et les histoires, « quand il y a du réel et de l'humain, il y a de l'inscription qui passe par la folie »[14]. Si ce lieu sacré est supprimé, un sujet aux prises avec le réel peut passer à l'acte de manière catastrophique. L'histoire d'Œdipe dans la mythologie grecque en est un tragique exemple.

Rappelons-nous que Laïos, le père d'Œdipe, fut orphelin de père et de mère à huit ans du fait de la guerre et adopté par le roi et la reine du camp ennemi. À l'adolescence, le jeune Laïos viole Chrysippe, le fils de ses parents adoptifs, et ceux-ci le chassent. Le devin Tirésias le prévient de ne jamais devenir père d'un enfant, car ce dernier coucherait avec sa mère et tuerait son père. Mais Laïos épouse Jocaste, et Œdipe est conçu un soir d'ivresse. Pour que la prophétie ne se réalise pas, Laïos et Jocaste décident d'exposer l'enfant sur la montagne, ce qui signifiait la mort. Mais le berger chargé d'emmener l'enfant ne peut se résoudre à l'abandonner et sachant que le roi et la reine de Corinthe ne pouvaient concevoir d'enfant, il leur apporte Œdipe et ils l'adoptent. À l'adolescence, Œdipe apprend par des bruits de cour qu'il serait un enfant adopté. Il questionne ses parents qui lui répondent que c'est faux. Puis il consulte le devin Tirésias, qui renouvelle la prophétie faite à Laïos. Tirésias savait, pour Œdipe, il s'agissait donc aussi pour Œdipe d'un savoir, et non d'une parole, savoir qu'il a pris au pied de la lettre. Il s'enfuit pour empêcher la réalisation de la prophétie, comme un adolescent en fugue part chercher ailleurs la vérité sur le désir de ses parents. Un homme sur son chemin lui barre la route, il le tue sans savoir que c'était Laïos, son père de chair. Ensuite, il répond à l'énigme de la sphinge, qui se suicide. Il entre à Thèbes en libérateur et épouse la reine sans savoir que c'était Jocaste, la femme qui lui avait donné naissance. Lorsqu'il découvre ce savoir-là, qu'il confond avec la vérité, il se crève les yeux avec les fibules qui attachaient les vêtements de Jocaste et celle-ci se pend. Leur fils Polynice meurt par l'épée de son frère et leur fille, Antigone, brave les lois de la cité édictées par le remplaçant d'Œdipe, Créon, pour ne pas laisser son frère sans sépulture comme un animal – ce qui la réduirait elle à son origine incestueuse. Son amour pour Hémon ne l'empêche pas de se pendre dans la prison où Créon l'a fait enfermer après qu'elle a voilé de terre le corps de son frère.

Pour Antigone, il ne s'agit pas de mettre son désir au-dessus des lois, comme cela a été souvent dit, et comme le dit aussi la morale, mais de sauvegarder sa possibilité de désirer. Laisser son frère sans sépulture, alors qu'il lui avait demandé d'être enterré selon la tradition humaine au cas où il mourrait de son affrontement avec son autre frère, ferait risquer à Antigone une autre mort, celle de son être de sujet humain.

Si un savoir ou un jugement arbitraire se substitue à l'éthique, c'est-à-dire ce qui est bon et valable pour tous les hommes dans les limites de la loi, il n'y a plus de loi, mais la cruauté, qui est jouissance de la souffrance de l'autre, voire perversion. Quand Goebbels demanda au cinéaste Fritz Lang de devenir le cinéaste du Reich, ce dernier lui répondit : « Mais je suis juif ! » – « C'est le Reich qui décide qui est juif », répliqua Goebbels. Fritz Lang partit le soir même, en France puis aux États-Unis.

Dans un tel système, les êtres ne comptent que comme faire-valoir du système, ou sont réduits à des déchets par ses mises en acte. La filiation, toute filiation est niée. La première version du film de Visconti, *Les damnés*, se termine sur cette image : un jeune homme blond lève le bras en signe d'allégeance à Hitler pendant que le tableau derrière lui, où sont peints ses ancêtres, devient flou jusqu'à s'effacer.

LA DOULEUR NON RECONNUE

Un exemple fréquent d'un réel n'ayant pas trouvé de lieu pour que la loi ou la finitude opère est la douleur physique des petits enfants, qui peut survenir pendant la naissance, c'est fréquent, ou après. Qu'un accouchement se soit bien passé pour la mère ne prouve pas qu'il n'y ait pas eu d'excès de violence pour l'enfant ; et quand l'accouchement est violent pour la mère, souvent elle ne peut pas se représenter et graver en elle ce qui a pu être vécu par l'enfant de manière à lui en parler. La gastroentérite du nourrisson est une maladie fréquente, elle n'en est pas moins douloureuse. La douleur modifie le rapport à l'autre : l'objet n'est pas bon et le principe de plaisir est mis en échec. Si cette douleur n'est pas entendue et nommée par l'autre, elle peut instaurer un mode psychotique de relation à l'autre, car l'identification à l'autre de la parole est impossible, il n'y a donc pas de place pour la fonction du père. Ou bien, à l'âge adulte, ces douleurs ignorées peuvent se manifester sous forme mélancolique, entretenir des insomnies sans angoisse mais rebelles, expliquer de très longues analyses qui n'en finissent pas ou contribuer à de très graves maladies. Dans certaines cures, des rêves sans association parlent de ces douleurs, ou bien des transgressions d'un adulte ayant eu l'enfant pour objet à un âge où ses représentations étaient peu élaborées et son image du corps peu développée. Dans de tels cas, le matériel associatif doit venir de l'autre, c'est-à-dire du psychanalyste. Certains psychanalystes qualifient de constructions ces tentatives d'inscription d'un réel cryptique. D'autres les désignent comme des transmissions d'inconscient à inconscient, ou des greffes de symbolique. Elles sont parfois opérées par l'invention d'un mythe pour ce sujet-là. Se taire serait cruel, car l'analysant serait abandonné à l'angoisse mortifère de n'avoir droit qu'au silence sur le réel. Ce silence l'a amené chez le psychanalyste, sa répétition le conduirait dans une impasse terrifiante.

PAOLO

Pour exemple, je vous présente Paolo.

Paolo a trois ans et demi. Adressé par un psychologue, il m'arrive avec sa mère, et un diagnostic d'autisme porté par un chef de service d'enfants d'un hôpital psychiatrique. Les parents, italiens d'origine, sont bilingues. Paolo ne manifeste rien à personne, sauf sa faim et sa soif, il n'a aucun élan envers quiconque. Après mes paroles d'accueil et de présentation, il regarde la fenêtre, le dos tourné vers nous. Je questionne la mère sur la naissance de Paolo. Il a été conçu par procréation médicalement assistée. Sa naissance a été difficile pour sa mère et pour lui. Pour l'accouchement on a utilisé une ventouse et le médecin l'a recueilli au vol, de justesse. Il y a eu un hématome sur la tête, qui s'est rapidement résorbé. Je m'adresse à Paolo : « Paolo, j'ai quelque chose à te dire. » Il ne réagit pas. Je répète ma phrase de plus en plus fort. À la cinquième fois, il se retourne vers moi et écoute. Je lui dis (en substance) : « Te faire naître a été très difficile pour ta maman et tu as eu très peur et tu as eu mal à la tête. Quand tu as mal, le biberon n'est pas bon. Tu as cru que ta maman et tout le monde voulaient te faire mal, mais ta maman ne voulait pas cela. Ton papa et ta maman t'attendaient depuis très longtemps. » Paolo s'assoit sur un petit siège près de sa mère et met sa tête sur ses genoux en ébauchant une caresse. Sa mère, très émue, me dit : « C'est la première fois qu'il a un geste tendre envers moi et pourtant je suis tendre avec lui. » La douleur de la tête pendant et après le vol plané n'a pas été inscrite dans l'autre, la mère étant dans son traumatisme à elle des douleurs de l'accouchement. Cette douleur non parlée empêchait Paolo de s'identifier à l'autre de la parole et de s'impliquer dans la relation d'amour que sa mère tentait d'instaurer à sa manière. La semaine suivante, d'emblée Paolo s'assoit sur le petit siège et dit : « Biberon pas bon quand mal à la tête. » Ainsi commencera notre échange. Il me demande de lui fabriquer en pâte à modeler une maman oiseau, puis un papa et des petits oiseaux. Bien sûr, j'ai reçu le père avec son fils de temps en temps. Ensuite, Paolo se passionne pour les avions de la réalité, puis les avions en papier et un jour il me montre comment on en fait un *à l'italienne*. Quelques mois plus tard, à la fin d'une séance (donc en présence de sa mère), Paolo trouvera douze raisons différentes pour emporter son œuvre du jour, ce qui n'est pas permis pour lui : « Il est raté, je veux le montrer à papa », etc. Devant mes douze « non », sa mère lui dit : « Laisse cela ici », ce qu'il fait sans peine. C'était une mise en scène de la complicité infinie de sa mère.

Quelques semaines plus tard, Paolo rentre à l'école maternelle où sa mère est assistante maternelle. Il y réalise les consignes, mais ne joue pas avec les autres enfants, les provoque et fait ce qui est interdit à la cantine. Il fait ainsi venir sa mère, qui ne demande pas aux autres assistantes maternelles d'intervenir comme pour les autres enfants, mais de l'appeler. Plus tard, Paolo dessinera un oiseau en train de voler, qui a comme des cheveux dressés sur sa tête : inscription dans une image du corps du moment de son atterrissage sur terre, dont la mère ne s'était représenté ni la peur ni la douleur. Un jour, il apporte de l'école un dessin d'une libellule et me dit : « Regarde, je lui ai mis un parachute ! » La mère de Paolo, obsédée par la peur que son fils soit « anormal » et ne devienne jamais autonome, consommait des antidépresseurs prescrits par son médecin. Je l'ai reçue indépendamment de son enfant pendant la première année de la psychanalyse de son fils. Elle a pu arrêter de se conformer à cette prescription et tenter de faire confiance à son fils. Enfin, Paolo a pu échanger aussi avec les autres enfants, entrer au Cours Préparatoire vers six ans et m'a dit lui-même, avec humour, qu'il ne voulait plus venir me parler. Ne voulant pas l'empêcher dans sa tentative, je l'ai laissé partir en pensant qu'il aurait à revenir.

Un an plus tard, Paolo revient, d'accord pour cela. « Le scolaire, ça va, mais la relation avec les autres enfants est difficile », dit la mère. Soit Paolo suit les autres, soit il se met en colère et en vient aux poings. À la deuxième séance, il modèle un mammouth et me dit : « Aide-moi à le tenir, c'est une énorme bête préhistorique qui casse la glace pour sortir de l'eau » (il mime un effort intense pour rompre cette glace), après, le mammouth n'est plus tout seul, il est avec le troupeau, il y a des mammouthos et des mammouthas. » Dans la même séance viennent des questions sur l'âme, sur Dieu, sur la mort, et puis ceci : « Mon copain, il ne comprend pas ça, est-ce que toi tu comprends ? Je vais te l'écrire. » Il prend une feuille blanche et écrit sur deux lignes : 1, possible, et en dessous : impossible. Et il me dit : « Fais ta mélodie, je fais ma mélodie. » Il prend le rouleau de bois pour travailler la pâte à modeler et le percute sur des matériaux divers avec un rythme. Avec un crayon, je fais de même avec un rythme différent du sien, et sur d'autres supports pour faire entendre des différences entre les sons. Tout au début de sa cure, j'avais été amenée à faire cela pour échanger sans les mots.

DU NON SAVOIR DES ÂNES

Pour entendre l'inconscient sans cruauté, faudrait-il être dans l'état de l'âne de Victor Hugo ?[15]

> « Un âne descendait au galop la science.
> Quel est ton nom, dit Kant ? Mon nom est patience,
> Dit l'âne. Oui, c'est mon nom et je l'ai mérité,
> Car je viens de ce faîte où l'homme est seul monté
> Et qu'il nomme savoir, calcul, raison, doctrine.
> Kant, porter le licou sanglé sur la poitrine,
> Avoir dès son bas âge, âpre et morne au combat,
> L'os de l'échine usé par la boucle du bât ;
> Subir de l'aube au soir la secousse électrique
> Du nerf de bœuf, parfois relayé par la trique ;
> Être, tremblant de froid ou de chaud étouffant
> Happé par le mâtin, lapidé par l'enfant,

Tomber de l'un à l'autre, et traverser l'églogue
De la pierre alternant avec le bouledogue ;
Vivre d'un chargement effroyablement bossu,
Les os trouant la peau, maigre, ayant tant reçu
Le long de chaque côté et de chaque vertèbre,
De coups de fouet que d'âne on est devenu zèbre,
Tout cela, qui te semble assez rude, n'est rien
Et le fouet est à peine un souffle éolien,
Et les cailloux sont doux, et la raclée est bonne
À côté de ceci : suivre un cours en Sorbonne ;
Vivre courbé six mois, peut-être un temps plus long,
Sous une chaire en bois qu'habite un cuistre en plomb ;
Dresser son appareil d'oreilles au passage
Des clartés du savant et des vertus du sage ;
Épeler Vossius, Scaliger, Salian ;
Écouter la façon dont l'homme fait hi han ! »

Plus proche de notre pratique de psychanalyste serait l'âne du sculpteur Bachir Hadji[16]. Voici comment, en 2002, je l'entendis :

Cet âne ignorant ce qui en lettres d'or est imprimé sur sa peau
ne cesse pas
avec un rouleau comme attelage
dans le regard de mille visages
de tourner en rond
inscrivant dans les traces de son passage
une saison en enfer
celle de Rimbaud ou peut-être une autre moins dramatique,
la vôtre
la mienne ;
parfois il tente d'effacer le texte déjà écrit sur le sol
avançant droit devant lui jusqu'à en perdre pied
parfois il est immobile devant des humains terrorisés
aux prises avec le silence hors mort qui rend fou.
Cet âne écrivant ou effaçant les traces
nous émeut :
il est dans le rude travail de la lettre, comme s'il parlait
comme vous
comme moi
comme nous...

---

[1]Béradt (Ch.), *Rêver sous le Troisième Reich* (1981), traduit de l'allemand par Pierre Saint-Germain, Paris, Payot (Critique de la politique), 2002.
[2]Béradt (Ch.), *Rêver sous le Troisième Reich*, *op. cit.*, p. 73.

[3]*Ibid.*, p. 74.
[4]*Ibid.*, p. 75.
[5]*Ibid.*, p. 40-41.
[6]*Ibid.*, p. 40-41.
[7]*Ibid.*, p. 59.
[8]*Ibid.*, p. 82.
[9]*Ibid.*, p. 83.
[10]*Ibid.*, p. 26.
[11]Séminaire de Françoise Davoine et de Jean-Max Gaudillière, Institut des Hautes Études ; *Histoire et trauma, la folie des guerres*, Paris, Stock, coll. « L'autre pensée », 2006.
[12]Séminaire de Françoise Davoine et de Jean-Max Gaudillière, *op. cit.*
[13]Legendre (P.), conférence 1995, *Le Dieu au miroir*, leçon 3, Paris, Fayard, 1994.
[14]Séminaire de Françoise Davoine et de Jean-Max Gaudillière, *op. cit.*
[15]Hugo (V.), *L'âne* (1881), in *La colère de la bête.*
[16]Hadji (B.) : sculpteur à Lyon ; a réalisé à Vaulx-en-Velin un monument pour les victimes du nazisme, à Vénissieux un monument pour les étrangers morts pour la France pendant la Deuxième Guerre mondiale, et... de nombreux ânes.

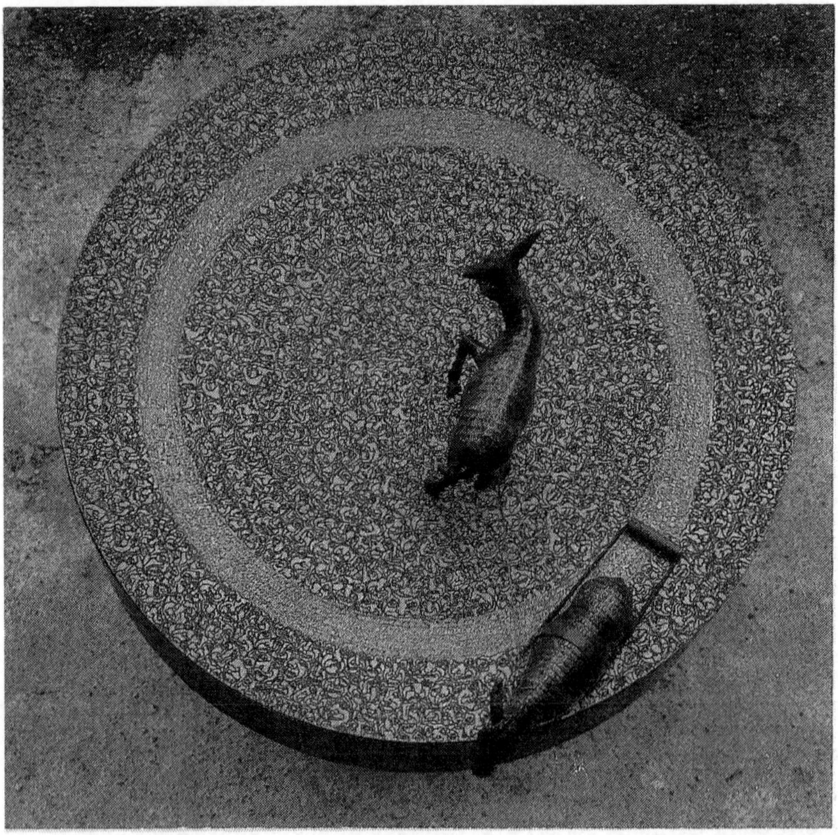

« Elle disait oui, c'était peut-être non »

Françoise Nielsen

« Elle disait oui, c'était peut-être non, il fallait remonter dans le temps à travers une mémoire enténébrée, rien n'était sûr. La mémoire des pauvres déjà est moins nourrie que celle des riches, elle a moins de repères dans l'espace puisqu'ils quittent rarement le lieu où ils vivent, moins de repères aussi dans le temps d'une vie uniforme et grise... Le temps, pour les pauvres marque seulement les traces vagues du chemin de la mort et puis pour bien supporter il ne faut pas trop se souvenir. »

Il s'agit de la mère d'Albert Camus dans *Le premier homme,* son dernier livre[1].

Camus parle des pauvres à travers sa mère, sourde et presque muette mais la pauvreté psychique évoquée peut nous concerner tous, analyste ou patient, pauvre ou riche.

« Y a-t-il une psychopathologie de la psychanalyse ? »

Je ne l'ai pas apprise. Je l'ai rencontrée.

Quelle formation initiale ? Comme on dit « de quelle origine êtes-vous ? », psychologue, psychiatre, philosophe...

Pour moi, c'est assistante sociale dans les hôpitaux psychiatriques avec leur temps suspendu, leurs violences intempestives.

Assistante sociale Anna O. l'a été pour les filles perdues, Ginette Raimbault l'était avant d'être la psychanalyste que nous connaissons, Obama aurait pratiqué le service social avant d'avoir, à un autre titre, des ennuis avec la sécurité sociale que les américains confondent avec le communisme.

Il y a plusieurs voies au service social : la charité religieuse, la politique, la psychanalyse.

Je suis athée, pas toujours charitable, la politique et la psychanalyse m'ont toujours intéressée.

La psychanalyse dans des textes, très jeune, puis rencontrée en psychiatrie m'a décidée à en entreprendre une, fort tard et fort longue, très coûteuse pour mes ressources ; pour la financer j'ai fait, en plus du service social, de l'enseignement sanitaire et social et de législation dans les collèges.

Je n'ai jamais fait la psychanalyste dans le service social, mais je ne me suis pas bouché les oreilles bien qu'il me soit demandé dans certains services de ne pas trop parler avec les patients comme si leur parole, le récit de leur vie n'appartenait qu'aux thérapeutes, comme une séparation de l'âme et du corps.

Psy et service social ça pourrait s'appeler « l'âme et le corps », « les mots et les choses », « le désir et le besoin ».

Les choses, objets profanes, qui auraient une réciprocité exacte avec les énoncés, comme si on ne disait jamais une chose pour une autre, la partie pour le tout...

Mais en deçà des corps qu'il faut loger et nourrir – « les choses » du service social – en deçà de la réalité par les mots de l'ordinaire où l'aveu précède le secret, il y a le tragique du réel, son dit caché, ses ombres projetées, son opacité à respecter.

À travers « la demande » soutenue par le patient : de chambre, de foyer, de maison de repos, de retraite, de long séjour, on peut entendre, parfois, la demande – perverse mine de rien – de l'institution hydre à cent têtes, qui veut faire de la place ; « la place » demande d'impossible : une place pour « vivre ailleurs » ailleurs que là où on est, ailleurs qu'enfermé en soi.

Histoire du patient qui ne demandait rien.

Il s'agit d'un vieux monsieur hongrois ou polonais habitant une chambre au 7e étage sans ascenseur d'un immeuble, hospitalisé d'office sur les plaintes renouvelées de voisins dont il réclamait le silence pour que soit respecté le travail dans son laboratoire, alors même qu'il encombrait le palier et certains étages de fils tendus qu'il appelait ses antennes.

La chambre est visitée par le service social dès son hospitalisation il s'agit d'une petite chambre très encombrée de livres, de journaux, dont les volets sont clos depuis des années. Il n'y a plus l'électricité, des casseroles sont liées les unes aux autres par des fils, il y a un réchaud à alcool, un matelas posé à même le sol.

Le service demande à l'assistante sociale de faire nettoyer le local ce qui est fait en quelques semaines, cependant que le patient qui se prétend savant est soigné.

Le laboratoire est transformé en chambre propre et habitable.

Le vieux monsieur y meurt deux mois après sa sortie.

« Elle disait oui, c'était peut-être non »

Histoire d'une patiente, qui un matin me dit : « Bonjour Madame Defleuves »... « Ben oui, le Nil et la Seine c'est bien deux fleuves »...

Je n'ai pas appris la psychopathologie (ses risques d'expertise, ses classements, l'ennui des affaires classées), je l'ai rencontrée avec ces autres-là, psychiatres, psychologues, philosophes, psychanalystes, et de nombreux patients, dans cette immersion des langues, dans l'altérité des symptômes mobiles ou récalcitrants, à travers les disparités subjectives.

J'ai appris la précarité des étayages, des adossements, l'illusion du concret, la fugacité des stratégies thérapeutiques, le poids – le retournement amour/haine des transferts massifs, l'appel à la toute-puissance, l'amélioration passagère, le mensonge du mieux... J'ai appris à travers les rires immotivés, la polyphonie des voix et des interlocuteurs dans un même corps, les ruses de l'oubli, l'enchantement ou la douleur de la mémoire, les messages sans adresse, la stéréotypie de la répétition, l'humour foudroyant de la schizophrénie ou de l'hystérie.

L'étonnement ne me quitte pas du talent de l'être humain à se détruire, son courage à tenir, sa capacité à traverser d'une rive à l'autre, de la vie à la mort et de la mort à la vie. Je crois connaître la fragilité du passage, mais avec ces deux-là on ne sait jamais.

J'ai joué sur quelques notes de la psychose dans sa témérité parfois élégante, mais dans des tonalités différentes je retrouve ces notes dans d'autres partitions.

Le théâtre d'immersion d'Antonin Artaud et de distanciation de Bertolt Brecht sont des notions que j'ai trouvées assemblées dans un livre de Jacques Rancière, *Le spectateur émancipé*. Le théâtre est pour lui une constitution sensible de la collectivité. Il cite Guy Debord : « Plus l'homme spectateur contemple, moins il est. »

Une séance d'analyse pour moi n'est pas une contemplation mais une continuité entre immersion et distanciation. Elles sont opposées dans la logique et dans le langage, alors que dans le travail comme dans le rêve elles peuvent se penser se vivre en même temps. La séance où, comme le dit Daniel Destombes, « les patients fabriquent leur texte ».

Pour Jacques Rancière – je le cite – « Il y a les stratégies des artistes qui se proposent de changer les repères de ce qui est visible et énonçable, / de faire voir ce qui n'était pas vu, / de faire voir autrement ce qui était trop aisément vu, / de mettre en rapport ce qui ne l'était pas, / dans le but de produire des ruptures dans le tissu sensible des perceptions et dans la dynamique des affects. C'est là le travail de la fiction. La fiction n'est pas la création d'un monde imaginaire opposé au réel. Elle est le travail qui opère des dissensus, qui change les modes de présentation sensible et les formes d'énonciation en changeant les cadres, les échelles ou les rythmes / en construisant des rapports nouveaux entre l'apparence et la réalité /, le singulier et le commun /, le visible et sa signification. Ce travail change les coordonnées du représentable ; il change notre perception des évènements sensibles / notre manière de les rapporter à des sujets, / la façon dont notre monde est peuplé d'événements et de figures. »[2]

J'aimerais être une artiste comme ça, ou comme le dit Jean Oury, « faire des greffes d'ouvert, donner de l'arrière-pays ».

Après tant d'années de lectures et de séminaires, je ne sais parler ni le freudien ni le lacanien. « Ça Résiste » et « ça parle ». Peut-être y a-t-il pour moi l'impossibilité d'une parure phallique, impossibilité qui serait une marque de ma phobie. Non c'est peut-être oui.

Je vous ai donc parlé dans ma langue faite d'autres emprunts[3].

---

[1]Camus (A.), *Le premier homme*, Paris, Gallimard NRF, 1994, p. 79.
[2]Rancière (J.), *Le spectateur émancipé*, Paris, La fabrique éditions, 2009, p. 72.
[3]Ce texte a été prononcé lors de la journée d'études organisée par le Cercle freudien en septembre 2009 sur le thème : « Y a-t-il une psychopathologie de la psychanalyse ? »

Les deux cliniques[1]

ou

Un « trouble de l'identité »

Andrée Lehmann

UNE SÉQUENCE CLINIQUE

Dans un service de chirurgie, une reconstruction mammaire vient d'être effectuée sur Madame K. Cinq ans après la mastectomie, comme cela se pratiquait à l'époque, et suivant une technique de l'époque, qui consistait à prélever un des muscles abdominaux. Cette reconstruction a été souhaitée, décidée après mûre réflexion, approuvée par le mari. Il s'agit d'une chirurgie réparatrice à la suite d'un cancer du sein.

Je rencontre Mme K. à la demande de son chirurgien qui la trouve « bizarre, étrange », alors que tout se passe bien et qu'il n'y a aucune complication médicale.

Elle m'accueille fort bien, se dit très satisfaite de cette reconstruction qu'elle souhaitait depuis longtemps. Elle a attendu le moment propice, ses enfants sont grands, elle a environ 50 ans ; son mari n'était pas hostile à l'intervention. Elle décrit sa vie comme bien organisée et affirme fortement qu'elle est construite sur quatre piliers solidement amarrés...

Elle a maintenant deux beaux seins parfaitement symétriques, et « un ventre plat de jeune fille ». « Quand je me regarde dans la glace, je trouve cela joli, mais en même temps cela me paraît étrange, surtout ce ventre plat... Je ne me retrouve pas. » Après un silence, elle ajoute : « De plus, mon nombril est déformé et déplacé. » En disant cela, elle semble troublée et embarrassée. Ce trouble et cet embarras m'alertent.

Elle enchaîne en parlant de son père. Elle est allée le voir la veille de son entrée à l'hôpital, avec son fils aîné. Une nouvelle fois, elle lui a demandé de lui remettre le livret de famille, qu'il promet toujours de lui donner, mais qu'elle n'a jamais pu voir.

Je relève : livret de famille ?

Devant mon air étonné, elle précise que ses parents ont divorcé quand elle était très jeune. Dès son plus jeune âge, elle a été élevée par son père et sa belle-mère. Elle parle longuement de cette dernière, de façon à la fois confuse et ambivalente.

Je ne comprends pas grand chose à cette histoire. Lorsqu'elle parle de sa mère, il est impossible de la distinguer de la belle-mère. Je finis par comprendre que Mme K. est née pendant la guerre, alors que son père était prisonnier. Dès son retour, les parents se sont séparés et le père a emmené la petite fille.

Mme K. revient ensuite avec insistance et de façon répétitive à cette question de livret de famille. Cherchant à se repérer dans l'histoire de sa petite enfance, elle réalise que les dates ne coïncident pas avec les évènements tels qu'ils lui ont été rapportés. Elle est alors troublée, perdue et cherche à se raccrocher à son mari et à ses enfants.

Au bout de quelques entretiens, elle commence vraiment à se poser des questions et à se demander si son père « est vraiment son père ». En réalité, sans oser se l'avouer, elle a toujours eu des doutes à ce sujet, doutes d'ailleurs insidieusement entretenus par sa belle-mère.

De retour chez elle, elle interrogera directement son père, qui finira par lui révéler qu'en effet, il n'est pas son père. La mère aurait « fait des choses honteuses », reprises sous forme allusive dans les insinuations de la belle-mère. Il a trouvé l'enfant en mauvais état et l'a prise avec lui.

COMMENTAIRES

Ce cas m'a renvoyée après-coup à la différence entre deux cliniques repérables chez Lacan : la clinique du signifiant et la clinique de la jouissance.

- La clinique du signifiant a sa place du côté du fantasme, du côté où se produit le sens, avec ses trous et ses trop. Les interprétations portent sur le sens, en le déplaçant : signifiant, fantasme, œdipe, elles mettent en relation le désir et le sujet.

- Une clinique autre se situe du côté de la lettre, du réel, de la jouissance. Le sens ne fait aucunement repère, il n'est pas un guide. Au contraire, il alimente la jouissance. Cette clinique est du côté de l'acte.

POURQUOI NE PAS INTERVENIR SUR LE SIGNIFIANT ?

J'ai le sentiment que si je l'avais fait, par exemple à partir du « nombril » ou du « déplacé et déformé », le travail n'aurait pas pu se faire. Pourquoi ne fallait-il pas mettre en rapport directement la marque sur le corps et le réel de l'histoire ?

1) C'était confirmer une collusion qui n'est déjà que trop présente dans l'esprit de ces malades. Il est extrêmement fréquent que la maladie, le risque de mort et les interventions, spécialement sur des lieux du corps hautement symboliques, renvoient directement les malades à des formations imaginaires plus ou moins archaïques. Parmi ces dernières, le mythe d'une étiologie psychique n'est pas le moins répandu : je suis tombée malade parce que... (une perte, un choc, une faute ancestrale). On est dans le mythe, c'est-à-dire à la limite du délire. Il faut prendre garde de ne pas l'alimenter. Sinon, on n'en sort plus.

Ayant quelquefois produit une effloraison fantasmatique excessive par des interprétations hâtives, trop évidentes, en fait induites par la malade, j'ai compris qu'il ne fallait pas renforcer la collusion entre la marque sur le corps et l'histoire personnelle, mais laisser la malade en venir d'elle-même aux questions qui l'agitent sans qu'elle le sache, mais pas tout à fait à son insu. Ne pas prendre appui sur ce qui est lisible, mais sur ce qui ne cadre pas.

2) D'autant plus que dans le transfert, on se trouverait situé exactement à la place du partenaire fantasmatique : j'aurais pris la place de la belle-mère qui enferme la petite dans un œdipe redoublé, ce qui ne lui laisse aucune chance de s'en sortir. D'où l'importance de laisser le sujet en venir à ses questions et de ne pas les court-circuiter par des interprétations hâtives.

Au contraire, répondre au niveau du livret de famille a fonctionné comme une ouverture. Le saut du nombril au livret de famille a réveillé une question pendante depuis toujours. C'est entre ces deux étrangetés, celle du nombril déformé et déplacé et la bizarrerie dans la filiation qu'il y avait collusion. La question sur les origines était à la fois masquée et étouffée par la fantasmatisation *made in belle-mère*.

Ne pas coincer le sujet dans une représentation de fantasme inconscient, mais lui permettre d'agir.

QUE S'EST-IL PASSÉ AU NIVEAU DE LA RÉALITÉ PSYCHIQUE ?

Je suis alertée par le ton angoissé avec lequel elle parle de son nouveau corps. Au milieu de cette angoisse il y a l'étrangeté du nombril, c'est-à-dire la marque, la cicatrice 1) d'une maladie qui aurait pu être mortelle et 2) d'une reconstruction ayant lieu au même endroit (reconstruction du corps). La reconstruction marque aussi la fin d'un épisode puisque Mme K. a reconstruit sa vie « plus solidement qu'avant » : les « quatre piliers ».

À l'issue de la reconstruction du sein, qui devait être le couronnement du processus de reconstruction, il y a d'une part qu'elle se trouve avec un corps de jeune fille, ce qui ne peut manquer de la renvoyer à ses premières expériences érotiques (y compris infantiles). Et en plein milieu de cette image, ce nombril étrange, presque étranger. Ce point d'étrangeté renvoie à une étrangeté centrale, celle qui porte sur son origine. Cette question n'avait jamais trouvé sa place, n'ayant été ni acceptée ni récusée mais toujours éludée par le père.

Plus tard on comprendra que le doute sur l'origine (mon père est-il vraiment mon père ?) était noyé et recouvert par les fantasmatisations liées aux insinuations de la belle mère.

Mme K. ne pourra revenir sur ces insinuations qu'après avoir mené à bien la démarche auprès de son père. Elles ne prendront leur sens qu'après-coup, reliées aux fantasmes qu'elles portent (chez la belle-mère et aussi chez elle).

N'étant intervenue ni sur le nombril (trace de l'origine), ni sur le *déplacé déformé*, ni sur le sentiment d'étrangeté, je me trouve devant cette association saugrenue qui consiste à passer directement du nombril au livret de famille. Je me demande de quel livret de famille il s'agit puisqu'elle en a déjà un, celui des quatre piliers…

Lorsque je reprends sur un ton étonné « livret de famille ? », elle accueille mon intervention avec soulagement, comme si elle se réveillait de quelque chose, et semble sortir de cet état anxieux diffus que le chirurgien avait perçu.

Elle raconte l'histoire du divorce de ses parents et du fait que son père l'a « prise » alors qu'elle était toute jeune, et enchaîne sur les insinuations de la belle mère. C'est alors seulement qu'elle s'aperçoit que les dates des récits ne coïncident pas. Ses doutes lui reviennent et elle décide d'en avoir le cœur net. Cette fois elle réussira.

Il y a eu collusion entre deux réels, marqués chacun d'une lettre : l'une en excès, comme marque qui n'est pas à sa place, l'autre en défaut, l'absence du livret de famille.

COMMENT LA COLLUSION S'EST ELLE DÉFAITE ?

Le chirurgien repère très finement quelque chose d'étrange chez sa patiente : quelque chose dont elle ne souhaite pas lui parler, dont il suppose que ce n'est pas sans rapport avec l'opération mais qui ne concerne pas seulement son domaine.

Dès la première rencontre, elle fait part de son trouble en évoquant « ses deux beaux seins et son ventre plat de jeune fille », puis son nombril. L'image que lui renvoie son corps la ramène à son histoire, à la question de ses origines, question qui la touchait depuis toujours.

Ce trouble n'est relié dans ce premier temps qu'aux allusions perfides contenues dans les propos que lui tenait sa belle-mère dans son enfance et particulièrement au moment de son adolescence. Ces allusions l'angoissaient, lui donnaient des cauchemars et entretenaient ses doutes concernant sa mère et l'identité de son père.

Mais le malaise lié au nombril « déplacé et déformé » la renvoie aussi à un autre malaise, celui qui est lié au quelque chose qui cloche dans la filiation, donc dans le symbolique : au questionnement sur son père. À l'issue de nos rencontres, elle se trouvera en mesure d'affronter « son père », en même temps que la réalité concernant les circonstances de sa naissance. Cela lui fournira enfin un éclairage de vérité sur sa mère dont jusqu'ici elle entendait parler de façon pour le moins ambiguë.

Le « père » rétablira la vérité concernant sa naissance, lui apprenant en particulier qu'elle est issue d'une rencontre amoureuse, même si celle-ci a été interrompue du fait des évènements.

La confrontation avec son père lui permettra de réaliser qu'en lui cachant la vérité sur sa naissance, il tentait de la protéger et préservait également, pour lui et pour elle, la mémoire de sa mère. Ce qui éclaire les propos allusifs de la belle-mère.

L'inscription de l'origine ayant trouvé une place, le sentiment d'étrangeté disparaît. Une collusion s'est défaite et la psychothérapie a pu commencer. D'un côté, pour se faire à ce nouveau corps, et de l'autre, par la même occasion, revisiter une histoire qui pouvait désormais devenir la sienne à condition de pouvoir y repenser sa place.

FONCTION ET PLACE DE LA LETTRE

Rencontre et collusion, ou collision, de deux réels. Puis, leur séparation. N'aurions-nous pas affaire aux deux temps de l'écriture ?
Premier temps, le ravinement, qui crée des reliefs et des failles, des presque figures, traces du fait qu'il s'est passé quelque chose.
Deuxième temps, le temps du trait, qui dégage une forme où vient s'inscrire une identité.

Lacan : la lettre, entre l'écrit et la parole.

La clinique du signifiant autoriserait l'accès au plaisir, à un « minimum de satisfaction »...

La clinique du réel débouche sur des actes qui ne sont pas des passages à l'acte, mais des actions, des actes ouvrant la voie au sujet. De tels actes permettent au sujet de se mettre en place pour commencer à exister. Renouvelant l'acte qui a inscrit le trait unaire ? C'est alors que les signifiants deviennent mobilisables.

Les deux cliniques ne me paraissent pas à opposer comme deux façons de pratiquer la psychanalyse. Je crois plutôt qu'elles ont chacune leur temps et qu'elles se bornent, se bordent mutuellement.

---

[1]Rédaction d'un exposé fait lors d'une journée de l'Association lacanienne internationale en février 2003. Texte mis en forme avec le concours de Danièle Lévy.

Être hors de soi : Folie singulière, folie sociale

Alain Deniau

« De voir, d'entendre ça, ça l'a mis hors de lui ! » Voilà ce que disaient les témoins. Quand il passe à l'acte, c'est-à-dire blesse, tue ou menace, il est *hors* de lui-même, *hors* des repères qui fondent les limites où chacun se meut. « Ça a sauté ! » La clé de voûte qui retenait tendue l'architecture des pulsions a volé en éclats. Cet homme, devenu colère intolérante, n'est plus qu'éclats de lui-même. L'autre, par sa parole ou ses idées, l'a touché, a fait mouche au point où il est vulnérable. Mais qu'est-ce qui est touché ? Quelle mouche l'a piqué pour qu'ainsi il sorte de ses gonds ? L'effacement de l'écart entre soi et l'autre, de se rabattre ainsi, provoque une coalescence où rage et fureur trouvent leur énergie.

L'ALTÉRITÉ DÉFAILLANTE DE L'INTOLÉRANT

Le tenseur qui maintenait l'écart a cédé, l'altérité s'est effondrée : il n'y a plus de sujet. « Il ne sait plus ce qu'il dit, ce qu'il fait. »

« Il n'y a que la vérité qui blesse », dit la sagesse populaire. Cet autre qui vient de disparaître dans le clash portait donc une vérité, une vérité d'évidence pour tous, mais innommable pour celui devenu « hors de soi ». Autour de cet innommable qui a toujours partie liée avec le sexuel et le froid de l'absence, un souvenir s'organise, indicateur et signal de ce dont il faudra à tout prix se protéger. Quelle est la nature de ce trou qui a été ainsi dévoilé ? Est-ce une représentation, un signifiant qui porte le sujet, qui soudain se désarrime d'un autre signifiant mieux connecté ? Est-ce un épisode, encore douloureux de désarroi silencieux qui resurgit avec son cortège d'émotions oubliées ? Est-ce encore le moyen de faire vivre ce que l'on croit être la force prêtée à un père ou une mère qui se sont dérobés ?

Toutes ces situations laissent deviner le point de souffrance où grippe le processus psychique. L'intolérance est produite par la nécessité d'agir l'angoisse gelée, immobilisée en ce nœud pour lequel une rencontre significative va faire point d'appel et soulager, libérer le sujet de la culpabilité, de la pesanteur qu'il en éprouvait. Pourquoi ce détour ? Comment l'individu devenu intolérant n'a-t-il pas pu restaurer l'altérité qui refondrait sa place de sujet ? Comment, au contraire, par un retour sur l'origine, a-t-il été contraint, dans un mouvement de négation, d'effacer les alentours, la périphérie de ce relief auquel il est sans cesse ramené à son insu ?

La conséquence en est une politique du pire à laquelle il ne peut échapper, puisque l'effort exige la fermeté des berges, des marges, points d'appui d'où la parole peut se constituer et ainsi être adressée. Pour suppléer à cet effacement, à cette dérobade de l'assise de son corps et de ses mots, l'intolérant a besoin d'un discours constitué. Il le trouvera dans les diatribes d'un démagogue ou dans le fanatisme, le prosélytisme d'une foi. Dans cette confusion qui signe l'infiltration de l'inconscient, il porte vers l'extérieur, par un discours à prétention universelle, l'expulsion de sa souffrance intime. Tel Gribouille, il tente de se réparer dans le déni des sources de son mal-être, ce qui ne peut manquer de rendre translucide l'intime qu'il voudrait masquer. Pour être un intolérant, il faut être tout entier porté hors de cet espace où la lettre, la marque restent en creux, en attente, en souffrance. Cette marque en creux, estampille de son histoire, il ne veut pas la connaître, il en détourne son regard. Il croit qu'à s'y attarder elle l'affaiblirait et ferait venir une hésitation qui le transformerait en un tolérant indécis, honteux et culpabilisé.

LE REFUGE SECTAIRE : UNE ILLUSION D'ALTÉRITÉ

L'instant d'une hésitation intime est effacé par le groupe dont il reçoit en retour la confirmation de la justesse de sa pensée. L'effet de secte, l'effet d'appartenance recréent une illusion d'altérité. Il s'agit ici d'une fausse altérité car sans écart, sans différence. Mais ceux avec qui une relation se noue le réinstallent dans une communauté humaine où se partagent les mêmes aversions et les mêmes défenses. Ensemble, hommes ou femmes, ils sont les mêmes. L'angoisse qui est au cœur de la relation à un inconnu disparaît auprès de ceux dont on sait, par avance, qu'ils sont les mêmes, qu'ils pensent et vivent les mêmes choses. Illusion d'altérité où l'intolérant, celui qui refuse ce qui lui est hétérogène, trouve un peu de vie. Dans cette captation réciproque, il régénère sans cesse la certitude de ses convictions, la vérité de sa foi, la pureté de la génération. Des théories en naissent. Qu'elles soient, pour d'autres, un délire importe peu puisque leur fonction est d'effacer les différences, d'abolir l'angoisse constitutive de l'humain et particulièrement dans son rapport à l'autre. Mais ces théories, fondées sur l'*a priori* et l'évidence unifiante, ne peuvent faire loi universelle puisqu'elles se construisent contre d'autres hommes. Pour ne pas les entendre et s'en protéger.

Le style de « l'être hors de soi » dévoile le rejet toujours actif de la trace d'origine qu'il s'agit de refouler, hors la vue, hors l'entendement. Ce qui doit être détruit, effacé à l'intérieur du sujet, est porté à l'extérieur, puis à l'intérieur même du groupe, par purifications successives... Une contagion s'engage car, au cœur de chacun, des failles sont prêtes à résonner avec ce discours qui vibre intensément chez quelques-uns et qui prend masque et appui sur la misère sociale.

LA DIFFICILE CONSTRUCTION DE L'ALTÉRITÉ

L'altérité est donc chose fragile, mais nécessaire pour que *du sujet* se constitue. Cette altérité est-elle bien établie en chacun de nous ? Son horizon n'est-il pas perceptible ? La gêne, la honte sont les indices qu'une préférence du Même serait source de plaisir, et non-dévoilement de l'écart du sexe, de la race, de la culture. L'altérité est fragile car elle est une acquisition, peut-être même récente. Acquisition dans l'inconscient d'abord, puis prolongée et soutenue dans l'environnement : qu'il y ait de l'autre séparé de soi ne suffit pas à la fonder mais en est la condition nécessaire.

L'enfant n'est vraiment séparé de la mère que quand elle détourne son désir de l'enfant qui la comblait, pour celui qui est *un autre* pour elle. L'enfant cherche et met alors en place les repères par lesquels il « tiendra » entre elle et ce qui la comble. Tant que ça tient, l'enfant peut traverser les défilés, les déserts, les bains de plaisir qui vont le modeler. Que cet équilibre défaille et une paille s'incruste. Sur la trace de cette fusion entre la mère et son enfant, s'origine le fantasme de l'Un et du même. Appuyé sur cette trace du Réel, le fantasme de grossesse ne peut être refoulé que par l'action du déni. Si ce déni trouve un écho qui le redouble chez un sujet aimé ou dans la Culture, l'effet de redoublement origine la source d'un délire paranoïaque.

Quand cicatrisera-t-elle ? Un an, dix ans, vingt ans plus tard, ou jamais : la trace est toujours là, ne demandant qu'à venir, au premier appel, pour brouiller les idéaux, les images de soi que révèle l'autre. Sous l'apparence du bien-être, du bonheur peut-être même, la souffrance est toujours là, prête à l'emporter. La fragilité de la construction de l'altérité se dévoile. Quelques traces d'intolérance, quelques traits où la haine de l'autre se fait entendre jusqu'à l'inversion dans son idéalisation, quelques pulsions agressives font percevoir au sujet lui-même que cet effort doit être permanent, sinon cette souffrance, toujours là, est prête à alimenter la haine exprimée d'où sourd l'intolérance.

L'altérité inconsciente se nourrit d'une exigence partiellement consciente. La liberté psychique acquise est le reflet d'un aller et retour entre ces failles qui fragilisent le sujet et leurs expressions conscientes et sociales. L'espace de déploiement du fantasme donne vie à ce qui sinon serait pétrifié ; et c'est de ce pétrifié que surgit la violence, physique, verbale ou sociale. Le mouvement de penser, l'acquisition de nouveaux objets, c'est-à-dire le plaisir à penser ou à aimer, s'ancrent d'un écart devenu stable et structuré. Écart d'une articulation qui se structure à partir d'un vide nécessaire où « s'encrent » la lettre et les signifiants.

La conscience, en se formant, se distancie du mouvement pulsionnel qu'elle vient à ignorer mais dont elle porte l'empreinte : satisfait, le mouvement pulsionnel s'oriente sur d'autres objets ; insatisfait, il s'opposera à ce changement des objets. Cette oscillation, cette pulsation, est le mouvement même de la pensée originaire. Quand d'autres satisfactions, apportées par des personnes devenues sources de nouveaux plaisirs, s'établissent, s'ouvre un écart suffisamment stable pour porter une pensée qui trouvera plus tard les voies de la conscience.

À l'origine de l'inconscient, il a fallu que l'autre primordial se sépare. Ainsi se structurent les fantasmes qui mettent à distance le « fantasme » archaïque du même, de l'indifférencié. L'inconscient se donne pour enjeu, pour préserver son espace intérieur, d'être sensible à l'altérité des autres par lesquels il se soutient. Si l'intolérance est la trace de cette histoire archaïque, mais nécessaire, la tolérance, elle, est instituée par la stabilité de la position du sujet. Elle ne peut donc s'exercer qu'à l'égard de ce qui permet de soutenir l'être comme sujet conscient mais aussi comme sujet inconscient dans son mouvement de pensée. Tout ce qui vient effacer l'écart pourtant nécessaire, recrée une tension pour le sujet.

Ambivalence radicale. Un enfant battu sous mes yeux, ce n'est pas que souvenir ou réminiscence, c'est d'abord un humain dont la souffrance me blesse. L'indignation se fonde, à la différence de l'intolérance, d'une pensée sur l'autre, modifiée, déviée dans son propre devenir. La distance est étroite, certes, entre l'indignation et la sainte colère devenue intolérante : l'une parle des autres en ce qui les fait êtres humains ensemble, alors que la seconde n'est qu'expression pulsionnelle rationalisée en vertu. L'altérité portée par les autres vient en écho à l'altérité dans l'inconscient. Elle est le principe universel où se fonde l'attache de chacun à l'humanité dans son acte de parler et donc de penser.

LA CONSTRUCTION D'UN SUJET DANS LA CIVILISATION

La tolérance n'est pas inversion de l'intolérance, répression de l'intolérance mais fille du fantasme qui fait penser et mettre en mots l'impensable : le sexuel et la mort. C'est par défense contre ces deux trous dans la langue (qui d'ailleurs n'en sont qu'Un) que se constituent très tôt dans l'être humain des protections contre l'autre. Le Même contre l'autre, contre celui dont la présence rend sensible ce trou dans l'être. C'est là l'enjeu qui fixe l'intolérant : la clé de voûte est un vide. Persécution insupportable de l'occulus !

La pulsion de destruction, toujours à l'œuvre, taraude le sujet et le contraint, pour s'en défendre, à élaborer une pensée. Hors de soi, plus de pensée : l'acte pur et absolu détruit le lien avec les autres humains. Reconnu par le sujet mais ratant l'autre, le fantasme, devenu commun d'avoir été deviné et ainsi partagé, fonde le puissant lien de la foule religieuse. Cette comme-union se paie par la perte de l'acte personnel de penser.

Entre le roc de la croyance partagée et le désert de la religion individuelle, l'effort de parler et de penser les autres, pour être, avance sa trace. L'humain est construit par son effort pour parler aux autres. Il doit franchir la barrière de l'angoisse. Penser les autres à qui il s'adresse, c'est les reconnaître humains comme soi. Ainsi, la civilisation est marquée par un sceau d'origine : chaque humain doit s'efforcer de symboliser la pulsion de destruction, pour devenir un sujet. Dans cet effort, l'humain se construit une figure de l'altérité qui lui est nécessaire pour se penser. Il devient dès lors solidaire de l'autre, comme *autrui*, en qui il reconnaît un mouvement psychique identique et comme *autre*, alter ego, dont il devient de ce fait solidaire puisque cet autre lui est nécessaire pour penser, parler et même se penser. L'acte inverse laisse libre cours à la pulsion : détruire ou être détruit.

Le jeune humain parcourt, dès l'aube de sa vie, l'effort de civilisation relaté par nos mythes d'origine. La tragédie grecque, la Bible sont la mémoire de cet écart où se constitue le vacillement de l'altérité. La tragédie, en symbolisant cet arrachement, a été la condition du miracle grec : le jeu de la parole écrite tient à distance le mythe où se mettait en scène le ravage de la pulsion.

Les mêmes mots, repris par la langue de tous, articulent la scène mythique à l'histoire de chacun. Mais de rompre la terrifiante reproduction des mêmes pulsions sans limite frappe celui par qui se noue la naissance d'un sujet : Œdipe, Iphigénie, Antigone incarnent ce passage. Le peuple hébreu, lui, fonde son altérité dans la répétition de ses écarts à la Loi donnée.

Ainsi, notre civilisation s'origine dans la mise à distance des mythes où l'autre devait être détruit. Cet écart est fondamental. Elle mourra quand elle cessera de porter la tension de l'acte de penser vers les limites de son altérité. Ce que l'autre, l'étranger, apporte d'insupportable est ce qu'il faut sans cesse penser. Ainsi se garantit, dans le sujet comme dans notre civilisation, la permanente levée du processus de vie. L'artiste, à l'instant où il crée, préfigure cette altérité en devenir.

L'HOMME ANALYSÉ À L'ENCONTRE DE LA SECTE ET DU POPULISME

La fonction civilisatrice de la psychanalyse dans notre société où la démocratie est en permanent devenir est de soutenir cette tension entre la parole et ce qui ne peut encore être dit, mais doit advenir.

Dans « L'analyse avec fin et l'analyse sans fin », en 1937, Freud porte son espoir dans l'homme qui aura su dompter sa pulsion : « elle ne suit plus ses voies propres vers la satisfaction ». L'homme qui peut ainsi la maîtriser s'apparente à un sage, mais un sage d'un nouveau style puisqu'il écrit quelques pages plus loin : « Notre théorie ne revendique-t-elle justement pas l'instauration d'un état qui n'est jamais présent spontanément dans le moi et dont la création originale constitue la différence essentielle entre l'homme analysé et celui qui ne l'est pas ? »[1]

Freud écrivait dans un monde où la démocratie paraissait une utopie promise, mais toujours malmenée par les guerres impériales et la montée des dictatures. Mais sa parole était entendue, dès 1921, lors de la parution de *Psychologie des masses et analyse du moi,* comme l'espoir d'un progrès dans la civilisation. Le professeur et juriste Hans Kelsen a alors été suffisamment intéressé par la nouveauté de la question de Freud face à la capacité d'entraînement d'un leader sur la masse pour construire la théorie qui le rendra célèbre. Sa réflexion sur l'instauration d'un État nouveau repose sur la logique de la constitutionnalité, comme Freud plaçait son espoir dans une multiplication des hommes analysés, chacun d'eux par son action faisant avancer la culture, la Civilisation, et bien que Freud ne l'évoque pas, la démocratie. Un « homme analysé » ne peut plus agir hors de soi, c'est-à-dire sans la nécessité vitale d'une altérité vraie, comme le ferait un dictateur, un tyran ou un satrape.

Il n'y a pas de différence essentielle entre un individu qui devient hors de soi dans le déchaînement de la violence pulsionnelle lié à la disparition de son lien avec l'altérité et une foule qui s'en remet à un autre qui nie l'altérité collective. Le postulat freudien de l'identité de structure entre la folie individuelle et la folie collective trouvera dans un sinistre après-coup sa vérification. Freud nommera ce vacillement dans le sujet par le terme hégélien d'aliénation, *Entfremdung,* en lui redonnant son sens étymologique de devenir étranger à soi même, rendu étranger.

Une nation qui exacerbe sa volonté d'identité se met ainsi hors de la communauté. En mettant certains de ses membres hors de sa communauté c'est elle-même qui se met hors de la communauté humaine. Celui qui est l'objet de cette violence qui le prive de son identité, en éprouve une dépersonnalisation telle que celle que décrit Victor Klemperer dans son *Journal*[2] : il croyait appartenir au peuple allemand, jusqu'à ce que l'évidence douloureuse lui vienne que le *Volk,* c'était les autres, qu'il ne faisait plus partie de la communauté du peuple, la *Volksgemeinschaft.* Il n'est plus allemand malgré ses titres, ses décorations, son incapacité de penser en une autre langue et de vivre ailleurs.

Celui qui devient hors de soi non seulement est étranger à lui-même mais est aussi étranger à la communauté des hommes. Ce n'est que parce qu'en analyste, ou en humaniste, on peut entendre la souffrance qui l'a propulsé en ce lieu où il nie l'autre que notre effort doit être de le réintégrer dans la communauté humaine, celle où la parole domine les affects et fait taire les pulsions. C'est le travail non seulement des psychanalystes mais aussi des médecins confrontés à l'extrême souffrance de la folie dans le corps ou/et le psychisme. Il sont la fonction « poubelle » dans la société. La poubelle n'est-elle pas celle qui recueille les déchets des pulsions ? Ce devrait être l'exigence d'un homme politique qui souhaite gouverner hors du populisme. La démocratie, toujours à construire et à approfondir, est le pendant sur le plan collectif de la construction du sujet dans l'analyse, de celui qui a su « dompter sa pulsion », non pas en l'enfermant dans une cage, même dorée, comme le croit l'obsessionnel, mais en étant vigilant sur les indices et les prémisses de la sauvagerie de son retour.

---

[1]Freud (S.), « L'analyse avec fin et l'analyse sans fin », in *Résultats, idées, problèmes*, vol. II, Paris, PUF, p. 242.

[2]Klemperer (V.), *Journal, Mes soldats de papier. Journal 1933-1941* & *Je veux témoigner jusqu'au bout. Journal 1942-1945*, Paris, Seuil, 2000, 792 et 1054 pages.

Bords

Formation de Freud et préhistoire de la séance d'analyse

Jacques Sédat

« Chaque objet sélectionné est décrit et restitué dans son contexte, son histoire et son usage dans la culture d'origine par différents spécialistes. » Cette phrase trouvée dans la préface du récent catalogue du Musée du quai Branly pourrait tout aussi bien s'appliquer à l'étude des concepts freudiens. Chacun doit en effet être décrit, resitué dans son contexte, son histoire et les usages que Freud en a faits, en repérant la date de leur apparition et de leur disparition quand Freud n'en a plus besoin, sans qu'il pense à le signaler, ainsi que les changements de sens dans de nouveaux contextes. Le terme « transfert », par exemple, a de multiples acceptions chez Freud.

Les concepts freudiens ne sont en aucun cas apatrides. Ils doivent être situés dans une évolution bien spécifique. Cela vaut d'ailleurs pour d'autres, Winnicott, Lacan, Dolto, pour n'en citer que quelques-uns. Car il est illusoire de vouloir se fonder sur un esperanto psychanalytique rassurant.

Ainsi, la séance d'analyse telle qu'elle est vécue ou pratiquée actuellement est la résultante d'une longue recherche accomplie par Freud, à travers des tâtonnements, des erreurs, des réajustements qui ont jalonné sa pratique de la cure et se reflètent dans ses écrits techniques. On peut même avancer que les diverses études de cas que Freud a rédigées représentent chacune un dispositif de cure différent, tenant compte de chaque patient mais aussi de l'avancée de la réflexion de Freud sur l'enjeu de la cure psychanalytique et sur la manière de situer respectivement le patient et le psychanalyste. Il y a donc une évolution chronologique de la clinique, de la technique et de la métapsychologie freudiennes. Elle va de la référence médicale à la découverte de la « magie du mot » et à ce qui en découle.

L'ABORD FREUDIEN DE LA PSYCHOPATHOLOGIE

Une précision préalable mérite d'être apportée : Freud n'a pas utilisé la triade névrose-psychose-perversion et il n'en a pas eu besoin. D'abord parce que n'étant pas psychiatre, il travaillait à partir de la neurologie. Ensuite, dès qu'il s'est saisi de ce que depuis Mesmer et tout au long du XIXe siècle on appelle « le rapport », c'est-à-dire tout ce qui préfigure la découverte du transfert, il a marqué sa nosologie exclusivement à partir de critères transférentiels. Sa classification nosologique est régulièrement liée à sa conception du transfert. Pour l'hystérie, il parle de névrose de transfert, pour la névrose obsessionnelle de névrose de défense, pour la paranoïa de névrose narcissique.

Pourquoi cette dernière est-elle pour lui inanalysable ? Dans une lettre peu connue, il reconnaît son antipathie à l'égard des psychotiques, incapables d'accéder au transfert[1]. Il parle de névroses actuelles pour les phobies, l'hypocondrie et les dysfonctionnements sexuels. Le premier terme qu'il emploie est un néologisme qui témoigne de sa formation initiale : *psycho-neurose* (ou *neuro-psychose*) qu'on peut traduire par psycho-névrose ou névrose psychique. *Neurose* signifie initialement maladie nerveuse.

« TOUT EST DANS LE RAPPORT »

Freud a souhaité compléter sa formation universitaire par diverses initiatives personnelles qui l'ont conduit à approfondir la notion de « relation » dans l'acte thérapeutique : un stage à Paris chez Charcot, puis un séjour à l'École de Nancy et enfin, la rédaction de l'article « Le traitement psychique ». Autant d'étapes qui vont le mener à ses découvertes sur l'hystérie comme modèle fondamental de la relation, du rapport à l'autre, et donc sur le rôle du transfert. Freud n'a pas inventé ce terme, il l'a emprunté à la neurologie. Les neurologues employaient l'expression *erbliche Übertragung* pour désigner une transmission héréditaire. Freud va détourner cette notion pour en faire quelque chose de complètement différent, qui n'apparaîtra qu'au terme de ses recherches sur l'hypnose et la suggestion.

La question du « rapport » constitue un des fils rouges de l'exploration freudienne. Il emprunte ce terme en français à Franz Mesmer, ce médecin autrichien qui a vulgarisé le phénomène de l'hypnose, durant le siècle des Lumières (1734-1815), en l'expliquant par ce qu'il nomme le « magnétisme animal ». Mesmer avait obtenu un certain succès à la Cour, en particulier auprès de la reine Marie-Antoinette, et c'est ce qui le perdit, car le magnétisme fut condamné par l'Académie royale de médecine comme dangereux pour les mœurs, et son instigateur fut expulsé de France. Mesmer pensait que l'homme est sous l'influence d'une énergie cosmique et que les maladies résultent de stases de cette énergie qui ne peut plus circuler librement. Selon lui, la guérison ne pouvait intervenir que par l'intermédiaire d'un médium, capable de capter de grandes quantités de cette énergie et de la remettre en circulation. Il plaçait les patients autour d'un baquet rempli d'eau et de limaille de fer, chacun tenant une tige métallique plongée dans le baquet tandis que le thérapeute allait de l'un à l'autre et les touchait. Ce dispositif était censé favoriser la circulation du « magnétisme », mais Mesmer insiste sur l'importance de la confiance dont le malade doit témoigner envers le médecin. Il est donc l'un des premiers à démontrer l'influence du psychisme sur la neurophysiologie. Franc-maçon, il est l'un des premiers à élaborer, certes métaphoriquement, une approche relativement rationnelle de l'hystérie et de la suggestion.

Le « magnétisme » ne disparaît pas pour autant. Pendant tout le XIXe siècle, des pratiques qui en sont dérivées se maintiennent et se transmettent en divers lieux. Les utopistes « sociétés de l'Harmonie » se multiplient, en particulier dans toute la vallée du Rhin. Les magnétiseurs de foire, flanqués de leur « somnambule » extralucide, constituent une attraction très courue. Il y a aussi une pratique « savante », où l'on ne croit plus au magnétisme mais où l'on cherche à expliquer les phénomènes qui s'y relient en termes de « rapport ». Des savants sérieux s'y intéressent et en donnent des descriptions convaincantes, ne citons que Maine de Biran. Il y a aussi une tradition de ces pratiques parallèles dans les internats de médecine. Peut-être faut-il rappeler que le célèbre auteur du premier « test d'intelligence », Alfred Binet (1857-1911), pratiquait l'hypnose, et que le respecté psychologue William James pratiquait le spiritisme ?

Dans son autobiographie, *Sigmund Freud présenté par lui-même,* écrite en 1925 (rééditée et complétée en 1935), Freud évoque son intérêt précoce pour l'hypnose, avec le récit d'une séance publique à laquelle il a assisté :

> « Alors que j'étais encore étudiant, j'avais assisté à une représentation publique du "magnétiseur" Hansen, et j'avais remarqué que l'un de ses cobayes humains était devenu pâle comme un mort quand il était tombé en rigidité cataleptique, et qu'il était resté ainsi pendant toute la durée de son état. Cela eut pour effet de donner un fondement solide à ma conviction de l'authenticité des phénomènes hypnotiques. »[2]

Les phénomènes hypnotiques avaient été bien décrits au long du XIXe siècle[3]. Mais une question subsistait : « qu'est-ce qui rend le rapport possible et par où passe-t-il ? », si l'on ne croit plus au fluide magnétique venu des étoiles. Mesmer mentionnait sa qualité de medium, qui lui permettait de capter et faire circuler l'énergie cosmique et engendrait la « confiance » indispensable. Ses successeurs, qui ne croient plus au fluide, ne tardent pas à remarquer que pour influer sur l'autre comme par magie, « il faut le vouloir » et que pour être influencé, il y faut un désir. Mais comment l'injonction de l'hypnotiseur se transmet-elle ? Y a-t-il un tiers entre le « thérapeute » et son patient, entre le patient et l'analyste ? Cette question est récurrente chez Freud, elle guidera sa recherche.

Dès 1884, Freud a traduit en allemand un ouvrage de Bernheim, *De la suggestion dans l'état hypnotique et dans l'état de veille.* L'époque s'intéresse à ce qu'elle appelle déjà à la dimension psychothérapique de l'hypnose, comme on le voit lors du premier congrès international de l'hypnotisme expérimental et thérapeutique[4] qui se tient à l'Hôtel-Dieu à Paris en 1889 et auquel Freud participe. Mais ce sont ses travaux en histologie des tissus nerveux qui vaudront à Freud une bourse d'études pour un stage de six mois à Paris chez Charcot, d'octobre 1885 à mai 1886. Quatre ans plus tard, au cours de l'été 1889, c'est dans l'espoir d'améliorer son art de la suggestion qu'il passe quelques semaines à Nancy avec Bernheim et « le vieux docteur Liébeault », juste avant de se marier. Entre-temps, il a traduit le tome III des *Leçons sur les maladies du système nerveux de Charcot*, qui sont des présentations cliniques devant des étudiants. Satisfait du résultat, Charcot a demandé à Freud de continuer et deux gros volumes paraîtront en 1894[5]. Freud aura aussi publié in extremis, peu avant la mort de Charcot, son fameux article sur les paralysies hystériques. Charcot s'en montre troublé. Enfin, en 1890, dans une encyclopédie médicale à l'usage des familles, il publie « Le traitement psychique ». En 1893, quelques mois avant sa mort, Charcot rédige un texte intitulé « La foi qui guérit »[6], dont l'écriture semble indiquer une influence du *Traitement psychique* publié trois ans plus tôt.

Toutes ces années de formation sont pour Freud une période de grande ébullition de pensée.

FREUD ET CHARCOT : L'HYPNOSE ET L'HYSTÉRIE

Contrairement à une idée répandue, on ne peut pas parler de rupture entre Freud et Charcot. Freud se situe dans la lignée de Charcot et tous deux renouvellent l'approche de l'hypnose. Mais ils n'en tireront pas les mêmes conclusions.

L'intérêt de Freud pour l'hypnose va le conduire à se rapprocher des quelques médecins qui l'utilisaient à l'époque. Lorsqu'il entreprend son stage chez Charcot, en 1885, l'hypnose est encore considérée dans les milieux médicaux et universitaires comme du charlatanisme. De rares médecins l'ont mise en pratique bien avant

Charcot, tout particulièrement un chirurgien écossais, James Braid (1795-1860), qui soigne les paralysies et contractures et donne une première théorie psychophysiologique de ce qu'il appelle « sommeil nerveux ». C'est James Braid qui crée le terme « hypnotisme » en 1843, dans sa *Neurypnology*, traduite en français en 1883. Il influence un chirurgien bordelais, Eugène Azam (1822-1899), qui opérait ses malades sous hypnose profonde.

Si Charcot réintroduit la pratique de l'hypnose dans la médecine, ce n'est pas sur le modèle des magnétiseurs, comme le seul moyen de guérir l'inguérissable, mais pour en faire un usage original ; il l'utilise comme un instrument de diagnostic différentiel et d'exploration. Seuls les hystériques sont hypnotisables, affirme-t-il, c'est un critère sûr pour les distinguer des malades neurologiques, notamment épileptiques, alors que les crises se ressemblent. Il se sert de l'hypnose comme d'une méthode d'investigation, pour mettre en évidence et explorer les phénomènes propres à l'hystérie. Cependant, tout en tenant l'hystérie pour une maladie, ses expériences le conduisent à en reconsidérer totalement l'étiologie et à prendre en compte le choc nerveux, l'ébranlement psychique et même l'autosuggestion.

Freud commence son stage par des travaux d'histologie sur le système nerveux, qui étaient aussi la spécialité de Charcot avant l'hypnose. Il assiste aux consultations quotidiennes et aux présentations cliniques[7], lors des « Leçons du mardi » ; il voit donc et entend comment se font les découvertes de Charcot sur l'hystérie. Ces découvertes démontrent que l'hystérie ne relève pas de lésions neurologiques, ni de facteurs de dégénérescence, comme on le croyait alors souvent dans les milieux psychiatriques, puisque la simple suggestion hypnotique peut déclencher ou guérir des symptômes chez les patients hystériques.

Charcot apprécie très vite la présence et l'intelligence de Freud. De son côté, Freud parle de lui avec enthousiasme dans une lettre à sa fiancée Martha, en novembre 1885 :

> « Charcot, qui est l'un des plus grands médecins et dont la raison confine au génie, est tout simplement en train de *démolir mes conceptions*[8] et mes desseins. Il m'arrive de sortir de ses cours comme si je sortais de Notre-Dame, tout plein de nouvelles idées sur la perfection. Mais il m'épuise et quand je le quitte, je n'ai plus aucune envie de travailler à mes propres travaux si insignifiants [...]. Aucun autre homme n'a jamais eu autant d'influence sur moi. »[9]

C'est grâce à Charcot que Freud abandonne l'histologie et l'anatomopathologie et qu'il apprend à différencier la pathologie psychique de la pathologie physique. Il apprend aussi à établir un diagnostic différentiel au contact des malades et à travers le dialogue que Charcot tente d'instaurer avec eux. Voici un exemple de ce « dialogue » entre Charcot et une patiente accompagnée par sa mère. La séance qui est partiellement retranscrite ici a lieu lors des *Leçons du mardi*, le 17 janvier 1888, juste après le séjour de Freud à Paris.

« - M. Charcot : Quel âge avez-vous ?

- *La malade* : Vingt-deux ans.

- M. Charcot : Vous avez eu des attaques depuis quand ?

- *La malade* : Depuis le 24 décembre.

- M. Charcot : Y a-t-il une cause que vous puissiez invoquer ?

- *La mère de la malade* : Nous n'en connaissons pas.

- M. Charcot : Votre fille a-t-elle été contrariée ?

- *La mère* : Non, monsieur, mais elle se contrarie facilement, elle s'énerve à tout propos depuis quelques temps.

- M. Charcot : A-t-elle fait une maladie aiguë, récemment ?

- *La mère* : Non, Monsieur.

- M. Charcot : Quel est son état ?

- *La mère* : Elle est blanchisseuse, elle repasse.

- M. Charcot : Elle travaille beaucoup ?

- *La mère* : Oui, Monsieur, depuis plusieurs mois.

- M. Charcot : Messieurs, je puis dire, grâce à une petite note que j'ai entre les mains et qui m'a été remise par mon chef de clinique, que la malade présente aux deux mains, surtout à la droite, un certain degré de parésie et, en même temps, une anesthésie cutanée disposée comme chez la malade que nous avons étudiée tout à l'heure. »

Un peu plus tard, il demande à la mère de décrire ces fameuses attaques :

- *La mère* : Elle commence par se jeter à terre, elle se roule, elle mord, elle déchire tout ce qui lui tombe sous la main, elle crie ; son regard devient fixe puis elle se lève, vous suit et se jette sur vous.

- M. Charcot : Voilà qui n'est pas mal dit et nous pouvons reconnaître là les caractères de la grande attaque conforme à notre description : 1) d'abord, c'est la période des grands mouvements ; puis, 2) celle des attitudes passionnelles. Elle se roule, se déchire, puis tout à coup elle fixe ses regards sur un point : évidemment une vision se présente à elle et les mouvements qu'elle exécute en ce moment-là sont en quelque sorte subordonnés à l'hallucination.

- *La mère* : Par instants, elle a l'air heureuse, elle rit, puis elle a l'air de voir quelque chose qui l'épouvante.

- M. Charcot : Ainsi tout à tour les visions gaies, puis les visions tristes : c'est en quelque sorte la règle. Parle-t-elle ?

La mère : Oui, elle parle d'une chose, puis d'une autre ; quelquefois elle m'appelle, ou bien elle dit qu'elle voit un homme à barbe.

- M. Charcot : Un homme ?

La mère : Oui, quelquefois un homme, mais quelquefois une femme. L'homme qu'elle voit est laid, affreux !
- M. Charcot : Il y a peut-être là-dessous une histoire qu'il est inutile d'approfondir en ce moment. Nous en savons assez pour déclarer que ce n'est pas d'épilepsie qu'il s'agit, mais d'hystérie sous la forme de grande hystérie ou hystéro-épilepsie à crises mixtes. »[10]

Nous sommes encore loin de ce que Freud pourra conceptualiser de la relation entre le médecin et son patient. Dans ce dialogue, on peut d'abord relever que la mère parle à la place de sa fille et qu'elle en parle comme d'un objet. On a affaire à un discours fusionnel où la mère est le porte-parole de la malade. Rétrospectivement, il est frappant de constater qu'à part au début de l'entretien, Charcot ne s'adresse pas directement à la malade. Son discours est allocutif, il s'adresse à la mère ou à son public, mais réserve à la patiente une forme de discours délocutif, parlant d'elle à la troisième personne et réduisant ainsi la jeune fille, pourtant présente, à n'être qu'un objet d'observation et de commentaire. En outre, il écarte les éléments d'histoire subjective qui pourraient apparaître, se contentant de voir confirmée sa théorie nosologique de l'hystérie. Son diagnostic ramènera l'hystérie de la malade à une forme de psychasthénie et de faiblesse associative. Il estime que la patiente est envahie et dépassée par des représentations qui ne viennent pas d'elle, qui sont en quelque sorte des corps étrangers.

On ne sait pas ce que cette jeune fille est devenue, mais ses représentations et ses visions n'ont guère été prises en compte. Nous sommes donc encore loin de l'histoire subjective du patient, loin de lui faire sa place au cœur de la séance et de la cure !

Vers la même époque, Charcot attribue un bureau dans son service au philosophe et psychologue Pierre Janet (1859-1942), à qui l'ont doit la notion de psychasthénie et qui nommera ce corps étranger « l'idée fixe ».

Chez Freud, ce terme de « corps étranger » sera repris, dans le cas d'Elisabeth von R., mais ce sera pour l'opposer à ce qui relève de l'histoire de la maladie (dans une démarche psychiatrique) à l'histoire singulière et subjective du patient : il s'agit là, dans la démarche freudienne, d'un passage capital de l'histoire de la maladie à l'histoire du malade.

Ce séjour chez Charcot a influencé Freud durablement. Trente ans plus tard, il écrira dans son autobiographie :

« Parmi tout ce que j'ai vu chez Charcot, ce qui m'a le plus impressionné sont ses dernières investigations sur l'hystérie qui furent menées en partie encore sous mes yeux. Je veux parler de la démonstration de l'authenticité et de la régularité des phénomènes hystériques ("*Introite et hic dii* sunt"[11]), de l'occurrence fréquente de l'hystérie chez les hommes, la production de paralysies et de contractures hystériques par la suggestion hypnotique, la conclusion que ces produits artificiels présentent jusque dans le détail les mêmes caractères que les déclenchements spontanés, souvent provoqués par un traumatisme. »

Mais dans le moment d'intense réflexion qui se situe entre 1886 et 1890 (avec la parution du « Traitement psychique »), Freud n'arrive pas encore à différencier une parole délocutive sur un sujet à qui l'on confisque la possibilité de parler de son histoire d'un traumatisme qui, lui, de toute façon, vient de l'extérieur. Tout comme le traitement prescrit par Charcot, qui vise à soulager la malade de son traumatisme, la suggestion reste quelque chose qui vient de l'extérieur. On peut voir un parallèle, même si Freud n'en a pas encore pleinement conscience, entre la suggestion, qui est traumatique, et les traumatismes extérieurs en tant que séduction, éventuellement réelle.

À propos de Charcot, voici comment Freud poursuit :

> « Bien des démonstrations de Charcot avaient d'abord provoqué chez moi, comme chez d'autres auditeurs, de la perplexité et une tendance à une contradiction que nous cherchions à étayer en nous référant à l'une des théories en cours. Il réfutait de telles objections, toujours avec amabilité et patience, mais aussi avec beaucoup de détermination. »[12]

Dans la notice nécrologique qu'il rédige en août 1893, quelques jours après la mort de celui-ci qu'on appelait « le Napoléon des névroses » et après la parution de son dernier texte, « La foi qui guérit », qui remettait en cause tout son travail antérieur, Freud récapitule ainsi l'apport et les limites de Charcot :

> « L'étude par Charcot des phénomènes hypnotiques chez les hystériques contribua grandement au développement de cet important domaine de faits jusqu'alors négligés et méprisés, le poids de son nom mettant fin une fois pour toutes au doute sur la réalité des manifestations hypnotiques. Mais la matière purement psychologique ne supportait pas le traitement exclusivement nosographique qu'elle trouvait à l'École de la Salpêtrière. La limitation de l'étude de l'hypnose aux hystériques, la distinction du grand et du petit hypnotisme, la mise en place de trois stades de la « grande hypnose » et sa caractérisation par des phénomènes somatiques, tout ceci s'écroula dans l'appréciation des contemporains lorsque Bernheim, élève de Liébeault, entreprit d'édifier la doctrine de l'hypnotisme sur une base psychologique plus large et de faire de la suggestion le noyau de l'hypnose. Seuls les adversaires de l'hypnotisme, qui se contentent

> de dissimuler leur manque d'expérience personnelle par la référence à une autorité, s'accrochent encore aux positions de Charcot et aiment à utiliser une déclaration de ses dernières années qui dénie à l'hypnose toute portée curative. »[13]

Pour Charcot, en effet, la portée curative de l'hypnose est peu significative dans la mesure où, d'après lui, elle n'est qu'un phénomène hystérique parmi d'autres. Quand Freud écrit ces lignes, il se sent plus proche de Bernheim qui reprochait à Charcot de négliger les effets curatifs de la suggestion, soutenant au contraire que la suggestion est un phénomène universel, qu'il soit ou non accompagné d'hypnose.

En dépit de cette prise de distance, Freud relève un dernier aspect de l'enseignement de Charcot dont il gardera la mémoire toute sa vie : la place et le statut de la théorie :

> « Charcot ne se fatigua jamais non plus de défendre contre les empiètements de la médecine théorique les droits du pur travail clinique qui consiste à voir et ordonner. Nous étions un jour un petit groupe d'étrangers réunis qui, élevés dans la physiologie académique allemande, l'importunions en argumentant ses innovations cliniques : "Mais cela ne peut pas être", lui objecta une fois l'un de nous, "cela contredit la théorie de Young-Helmholtz." Il ne répliqua pas : "Tant pis pour la théorie, les faits de la clinique ont la préséance", etc., mais il nous dit bel et bien, ce qui nous fit une grosse impression : "La théorie, c'est bon, mais ça n'empêche pas d'exister." »[14]

Freud reprendra plusieurs fois cette formule dans son œuvre, pour relativiser la métapsychologie par rapport à la clinique et il fera sienne cette leçon de Charcot : le primat des faits sur la théorie, qui ne rend pas pour autant la théorie inutile. Dans *Analyse finie, analyse infinie* (1937), il évoque le recours de certains psychanalystes embarrassés par leurs patients à « la sorcière métapsychologie ». En effet, l'appel à la théorie procède d'une démarche défensive lorsqu'on est démuni devant la nouveauté de ce qu'un patient peut dire.

Même si Freud garde de Charcot le primat des faits sur la théorie, il s'écartera de sa pratique, telle qu'il l'a observée dans les consultations, et de son obstination à trouver une explication physiologique au phénomène hystérique. Dans l'établissement des diagnostics, il prendra en compte les effets de la parole des patients tout autant que les effets de sa parole sur ses patients. Ainsi, en 1892, du vivant de Charcot, il aura cette définition à propos d'Elisabeth von R. : « L'hystérique souffre essentiellement de réminiscences. » La personne hystérique souffre de fragments de son histoire qui ne sont plus comme chez Charcot des traumas extérieurs, mais des isolats non historicisés. Les réminiscences sont des représentations liées à l'histoire du patient. Elles ne peuvent donc pas être considérées comme des corps étrangers, mais paraissent telles dans la mesure où elles sont tenues à l'écart des souvenirs conscients. C'est ce qui leur donne au premier abord un statut analogue à celui du traumatisme.

Freud va découvrir peu à peu l'importance déterminante de la parole et de l'histoire subjective du patient, et le rôle des représentations chez le sujet, « cet état singulier dans lequel on sait quelque chose et en même temps on ne le sait pas », comme il l'écrit dans le cas de Miss Lucy[15]. Le sujet sait tout de son histoire sans le savoir, puisqu'il souffre de ses réminiscences.

FREUD ET L'ÉCOLE DE NANCY

En 1889, en route pour le Premier congrès international sur l'hypnotisme expérimental et thérapeutique, Freud séjourne quelques semaines à Nancy, auprès de Bernheim. Il va faire connaissance avec ce qu'on appelait l'École de Nancy, qui était alors au plus fort de sa rivalité avec l'École de la Salpêtrière. Hippolyte Bernheim (1840-1919) était un médecin interniste, qui avait été nommé à la chaire de clinique médicale de l'Hôpital général à Nancy. Son intérêt déclaré et sa pratique de la suggestion, puis les livres qu'il rédigea sur le sujet rassemblèrent autour de lui un groupe assez disparate et très actif.

Le véritable initiateur de cette École était en réalité un médecin de campagne, Auguste Liébeault, qui avait été marqué par des expériences de « magnétisme » pendant son internat à Strasbourg. Il soignait les pauvres par suggestion, en groupe, sans demander d'honoraires, et était très décrié dans les milieux médicaux. En 1882, souffrant d'une sciatique, Bernheim avait rencontré Liébeault et celui-ci l'avait guéri. Malgré l'hostilité des sommités médicales dont lui-même faisait partie, cette rencontre avait décidé Bernheim à s'initier à la méthode de Liébeault et à l'appliquer dans son service. Ni Liébeault ni Bernheim ne s'intéressaient particulièrement à l'hypnose. Ils ne croyaient pas comme Charcot que le phénomène hypnotique soit propre à l'hystérie mais soutenaient au contraire que « tout est dans la suggestion ». Dans le livre de Bernheim que Freud avait traduit bien avant de rencontrer son auteur, la suggestion est présentée comme un phénomène naturel et universel, celui par lequel « une idée pénètre dans le cerveau ». Ce phénomène est universel du fait de la « crédivité », c'est-à-dire du fait que spontanément et généralement nous croyons ce qu'on nous dit, sauf lorsque nous nous en défendons. Bernheim avait découvert le phénomène de la « défense ».

Freud raconte ainsi sa rencontre avec Liébeault, dans son autobiographie, en 1925 :

> « Dans l'intention de perfectionner ma technique hypnotique, je me rendis en été 1889 à Nancy, où je passai plusieurs semaines. Je vis le vieux Liébeault qui était touchant dans le travail qu'il pratiquait sur les femmes et les enfants pauvres de la population ouvrière ; je fus témoin d'expériences étonnantes de Bernheim sur ses patients hospitaliers ; et j'en ramenai les impressions les plus prégnantes de la possibilité de processus psychiques puissants, qui ne s'en dérobent pas moins à la conscience de l'homme. »[16]

Au contact de Liébeault et de Bernheim, Freud mesure à quel point on ignore tout des effets de la parole. Alors que Mesmer notait « tout est dans le rapport », pour Bernheim et Liébeault « tout est dans la suggestion ». Il ne s'agit plus d'un rapport avec les forces telluriques ou cosmiques, mais d'un rapport de sujet à sujet. La suggestibilité, pour Bernheim, n'est pas liée à l'hystérie, car elle est présente en tout sujet. « Je définis la suggestion dans le sens le plus large : c'est l'acte par lequel une idée est introduite dans le cerveau et est acceptée par lui. » La suggestion n'est pas liée à une faiblesse d'origine psychopathologique, mais à la faiblesse présente en tout sujet d'être suggestionné par la parole de l'autre. L'efficacité de la parole se trouve pour Bernheim dans la suggestion, qui consiste à mettre une autre personne dans une certaine position physique ou psychique, ce qui représente un phénomène d'addiction généralisée. Bernheim reconnaîtra plus tard que la suggestion était beaucoup plus efficace auprès des pauvres sans instruction qui peuplaient son service qu'auprès des riches patients qui lui venaient de toute l'Europe, instruits et habitués à commander.

C'est donc à son contact que Freud découvre que tout est dans le « rapport », c'est-à-dire dans la relation aux autres. Et l'on peut dire que la psychanalyse prendra la relève du baquet de Mesmer en mettant au jour le rôle de ce tiers mystérieux qu'est la parole et qui se substitue aux forces cosmiques. Freud ne cessera par la suite, séance après séance, patient après patient, de se demander d'où vient cette parole.

CE QUE L'HYPNOSE NE PEUT DÉVOILER

Freud pratiquait la suggestion hypnotique depuis la fin de l'année 1887, mais il n'en était pas satisfait. Parfois elle restait impuissante (« je suis un piètre hypnotiseur », s'excuse-t-il poliment), ou bien son action n'était que momentanée et finissait par s'épuiser[17] Il s'interroge alors sur la véritable efficacité de cette pratique et se demande si, en définitive, ses succès provisoires ne masqueraient pas une résistance à la guérison, résistance qui empêcherait aussi l'accès à la cause véritable de la maladie. Cette hypothèse le conduit à une nouvelle utilisation de l'hypnose :

> « Je me servais d'elle pour explorer chez le patient l'histoire de la genèse de son symptôme que, souvent à l'état de veille, il ne pouvait communiquer du tout, ou seulement de manière imparfaite. Non seulement ce procédé paraissait plus efficace que la simple injonction ou interdiction suggestive ; il satisfaisait aussi le désir de savoir du médecin, qui avait tout de même le droit d'apprendre quelque chose de l'origine du phénomène qu'il s'efforçait de supprimer par la monotone procédure suggestive. »[18]

Progressivement, il abandonnera l'hypnose pour s'intéresser aux associations libres. C'est aussi l'époque où Bernheim radicalisera sa position et déclarera au Congrès international de psychologie expérimentale qui se tient en 1892, à Paris : « Il n'y a pas d'hypnotisme, il n'y a que de la suggestion. »

Paradoxalement, la suggestion introduit chez le patient une idée qui lui est étrangère, mais qui sera néanmoins à la source de la guérison des effets de l'état suggestif dans lequel la maladie l'avait plongé. Cela veut-il dire que la maladie était l'effet d'une autre suggestion, de la suggestion d'un autre ? Ou bien que le malade guéri de son symptôme par la suggestion sera aussi guéri de son addiction au suggestionneur ? La question demeure très actuelle. On ne sort pas de la théorie du « corps étranger », dont Freud montrera l'effet suggestif plus tard dans ses *Études sur l'hystérie*.

Des années plus tard, Freud reviendra sur la pratique de l'hypnose dans une lettre à Jung, en 1908 : « D'ailleurs, naturellement, qui pratique l'hypnose ne trouve pas la sexualité. Elle est comme évacuée. »[19] Il s'agit d'un moment déterminant dans la réflexion freudienne, car il découvre que dans l'hypnose, de même que dans la suggestion, s'établit un rapport fort/faible, actif/passif, qui ne fait que reconduire une situation de dépendance face au thérapeute, une addiction à la parole de l'autre. Le rapport fort/faible correspond en effet à l'une des théories sexuelles infantiles, qui sont des théories présexuelles. Le texte sur les théories sexuelles infantiles[20] date d'ailleurs, lui aussi, de 1908.

« LE TRAITEMENT PSYCHIQUE »

La réflexion de Freud franchit une autre étape avec le long article qu'il destine à une Encyclopédie de médecine populaire, « Le traitement psychique » qui paraît en 1890. Tout en s'inscrivant dans la lignée des travaux de Liébeault et de Bernheim, ce texte est extrêmement riche, quasi pré-analytique et il contient en germe de nombreux éléments que Freud exploitera et prolongera dans des textes ultérieurs, jusqu'à *L'homme Moïse et la religion monothéiste*[21]. Il est longtemps resté méconnu, car il n'a été traduit en français que très tardivement, en 1984[22].

« Les médecins ont de tout temps pratiqué le traitement psychique »[23], observe Freud. Après avoir longuement exposé une de ses observations cliniques, il affirme que tout patient est habité par une attente (*Erwartung*). Cette révélation accompagnera Freud tout au long de sa vie, puisque l'une des ultimes lignes, écrite en 1938 à Londres, sera empruntée à Zola, dans *L'Assommoir* : « En attendant quelque chose qui ne venait point. »[24] Inaugurée par l'attente, l'œuvre de Freud s'achève ainsi sur l'attente. Il ne cessera de s'interroger sur les dispositions psychiques à être dans un état d'addiction à l'autre, que ce soit un discours, une théorie, une institution, un parti, une religion ou une personne. La suggestion n'est que le corrélat de la disposition psychique de tout sujet à être soigné et guéri par l'autre, programmé par l'autre, voire maltraité par l'autre, comme il l'écrira dans *L'homme Moïse et la religion monothéiste.*

Dans son exploration de ce que représente l'état d'attente, Freud distingue plusieurs formes. D'abord, l'attente anxieuse (*ängstliche Erwartung*), une forme d'attente qui intervient souvent dans le déclenchement d'une maladie : « Les plus menacés sont ceux qui redoutent d'être atteints, en particulier dans le cadre d'une épidémie. » L'attente anxieuse peut donc générer une disposition psychique favorisant l'éclosion de la maladie, puisque dans l'attente anxieuse, il ne peut rien m'arriver de bon. Jean-Jacques Rousseau en donne une illustration limpide dans les premières lignes de ses *Confessions* : « Je coûtai la vie à ma mère et ma naissance fut le premier de mes malheurs. » D'une certaine manière, Freud reprendra cette idée dans son texte de 1913, « Le choix d'entrer dans la névrose », où il montre que ce choix d'entrer dans la névrose est un choix subjectif.

L'attente anxieuse ne doit pas être confondue avec une autre forme d'attente que Freud a décelée chez la baronne Fanny Moser : « l'attente déplaisante ». Dans l'attente déplaisante, tout ce qui arrive risque de me contrarier, car tout geste de l'autre porte atteinte à mon narcissisme.

Enfin, Freud s'intéresse longuement à une troisième forme d'attente, « l'attente croyante » (*glaubige Erwartung*) :

> « L'attente croyante (*glaubige Erwartung*) et pleine d'espérance est une force agissante avec laquelle nous devons compter, en toute rigueur, dans toutes nos tentatives de traitement et de guérison. Nous voyons encore se produire sous nos yeux des guérisons miraculeuses, sans le

> concours de l'art médical, sous l'influence de l'attente croyante. Les véritables guérisons miraculeuses se produisent chez les croyants sous l'influence de préparatifs propres à modifier leur possibilité de recevoir autre chose. »[25]

Cette analyse du rôle de l'attente croyante, cette possibilité de dépendance, voire d'aliénation à l'autre, préfigure ce que Freud va établir plus tard en découvrant l'importance du transfert. Il n'invente pas la notion de transfert, mais il met à jour son rôle dans la position exigible de l'analyste à l'égard du patient. Ce qu'invente réellement Freud, c'est la névrose de transfert dans le cadre de la cure : toute analyse est en quelque sorte une « névrose artificielle », une transposition de la maladie sur un autre plan, qui permet de mobiliser les réminiscences du sujet, un sujet qui « sait quelque chose et en même temps ne le sait pas »[26]. Souffrir de réminiscences, c'est souffrir de quelque chose qui m'est arrivé et que je ne (re)connais pas. Et l'on pourrait dire que toute la finalité de la cure analytique ou de la séance d'analyse est d'abandonner cet état d'attente croyante pour une autre forme de confiance, sans dépendance. La psychanalyse est une cure d'amaigrissement transférentiel : elle nous rend moins dépendant de l'autre et nous permet de mieux gérer notre addiction aux grands hommes ou aux grands discours[27].

Dans ce même article, Freud relève également un obstacle à tout traitement : « l'autocratisme (*Selbstherrlichkeit*) de la vie psychique ». Il s'agit d'une position de défiance à l'égard de tout le monde, donc du médecin, défiance qui se traduit par un repli sur soi, une auto-suffisance et une maîtrise de soi-même consistant à se méfier de tout, et tout particulièrement de l'influence de l'autre sur soi. Dans son texte de 1924, « La perte de la réalité dans la névrose et la psychose », Freud reprendra cette expression pour qualifier la psychose : « La psychose emprunte la voie la plus autocratique. »[28] Cet autocratisme rend l'analyse impossible, ce qui provoque chez Freud une véritable aversion pour les psychotiques, comme le confirme la lettre déjà évoquée de Freud à Hollos, en 1928[29].

« LA "MAGIE" DU MOT »

Se démarquant de Charcot qui utilisait la suggestion par le regard en vue d'obtenir un état somnambulique, Freud va recourir à la suggestion par la parole, comme induction sur le patient. Il joue sur le verbe *einreden* qui signifie suggérer, persuader. Or il s'agit d'un verbe composé : *ein* (dans) et *reden* (parler). On pourrait donc dire que la suggestion ainsi conçue consiste à « mettre ses mots dans les mots de l'autre », pour reprendre une heureuse expression de Nathalie Zaltzmann : « il a mis ses mots dans les miens ».

Freud a bien conscience alors que la persuasion verbale demeure un mystère : « Comment il se fait que la seule persuasion verbale puisse provoquer exactement le même état que les autres procédés, voilà qui n'a pas encore trouvé d'explication satisfaisante ? »[30] Mais cette première intuition et cette interrogation l'accompagneront toute sa vie : quel peut être l'effet de ma parole sur l'autre, dans la mesure où elle représente le risque de la plus grande aliénation et qu'elle peut mettre dans un état de dépendance ? La suggestion induit une position de dépendance, d'abandon de soi, tel que celui de l'enfant envers les parents aimés et respectés. L'attente croyante peut donc prendre une forme aliénante, car elle peut conduire à ne pas vouloir sortir d'une situation infantile de dépendance, à une addiction envers l'autre dont on attend tout. Freud reviendra sur ce point en 1924, dans « Le problème économique du masochisme » : « Le masochiste veut être traité comme un petit enfant en détresse et dépendant. »

Freud commence déjà à entrevoir, dans « Le traitement psychique », le poids de ce qu'il appelle la « magie » du mot (« *Zauber* » *des Wortes*[31]) :

> « Les mots sont bien les instruments les plus importants de l'influence qu'une personne cherche à exercer sur une autre ; les mots sont de bons moyens pour provoquer des modifications psychiques chez celui à qui ils s'adressent, et c'est pourquoi il n'y a désormais plus rien d'énigmatique dans l'affirmation selon laquelle la magie du mot peut écarter des phénomènes morbides, en particulier ceux qui ont eux-mêmes leur fondement dans des états psychiques. »[32]

Les mots se situent donc du côté de l'émotionnel. Mais leur efficace est limitée par la disposition psychique du malade, qu'on ne peut connaître à l'avance et dont il faut tenir compte. C'est cette interrogation autour du mot et de la parole qui va amener Freud, progressivement et par tâtonnements, à élaborer le rôle de la parole, en psychanalyse, et à lui accorder la place centrale dans la séance d'analyse. Lacan prolongera cette intuition de Freud en ajoutant que la parole est à situer dans le phénomène plus général du langage.

*

Pour conclure, deux fils conducteurs peuvent être dégagés de cette invention freudienne de la séance d'analyse, même si elle sera constamment retravaillée et modifiée.

Tout d'abord, la question de l'origine des pensées. *Woher kommen die(se) Gedanken* ? d'où viennent les/ces pensées ? Freud cherchera à le découvrir d'abord dans toutes les formes de suggestion, qui consistent à mettre ses mots dans ceux de l'autre. Il reprendra la question en mettant au jour les théories sexuelles infantiles, découvrant que l'enfant se forge ces théories en réponse à sa propre question : d'où viennent les enfants ? Avec Elisabeth von R., c'est cette même question « d'où viennent (*woher*) vos pensées, quand vous marchez, etc. ? » qui lui permettra d'établir un lien entre l'état d'abasie d'Elisabeth et son arraisonnement à la parole de son père. On retrouve encore cette même question du *woher* dans un texte de 1916, « Criminels par conscience de culpabilité », où Freud s'interroge sur l'origine d'un sentiment de culpabilité antérieur à tout acte et qui peut conduire à commettre un crime pour justifier ce sentiment intérieur de faute.

C'est à partir du *woher* que Freud va inventer le corps psychique, ensemble des représentations produites par le sujet ou infligées au sujet lorsqu'il est arraisonné par les autres.

Un second élément fondamental marque et structure les recherches de Freud tout au long de cette période de formation : le « rapport », ou la relation, qui le conduira au transfert. Dans sa fameuse lettre 112, Freud écrit son ami Fliess, le 6 décembre 1896 : « Tout est imputé à l'autre, mais le plus souvent à cet autre préhistorique et inoubliable, qu'aucun plus tard n'arrivera à égaler. » Le point de départ de tout travail analytique sera précisément de permettre au sujet de sortir d'une logique d'imputation (« tout est imputé à l'autre ») pour entrer dans une logique d'implication que l'on peut formuler ainsi : la situation où je me trouve, elle est la situation où je me mets.

Tout le lent parcours freudien pourrait ainsi être condensé dans cette formule : comment sortir de l'addiction à l'autre ? Ceci vaut aussi pour la psychanalyse : comment sortir de l'addiction à la psychanalyse, que ce soit addiction à la séance, à l'analyste, à la théorie ou au groupe social ?

---

[1]Cf. lettre de Freud, en octobre 1928, à Istvan Hollos : ce psychiatre hongrois a dirigé une clinique, « La Maison jaune », et a écrit *Mes adieux à la Maison jaune* en 1927 (*Le Coq Héron*, 1986).
[2]*Sigmund Freud présenté par lui-même* (1925-1935), Paris, Gallimard, 1984, p. 28.
[3]Cf Jacqueline Carroy, *Hypnose, suggestion et psychologie. L'invention de sujets*, Paris, PUF, 1991.
[4]Le texte de ce « Premier congrès international d'hypnotisme expérimental et thérapeutique » a été publié chez Douin, Paris, 1889.

[5]Ces deux gros volumes paraîtront en 1894 et ont été réédités par mes soins dans la collection « Les Introuvables de la psychanalyse », en 2002, chez Tchou.
[6]Article publié d'abord dans les Archives de neurologie, tome XXV, puis édité chez Alcan, en 1897.
[7]Lorsque Lacan faisait ses présentations cliniques à Sainte-Anne, il se référait volontiers aux présentations publiques de cas de patients par Charcot.
[8]C'est moi qui souligne.
[9]Freud (S.), *Correspondance (1873-1939)*, Paris, Gallimard, 1991, p. 197.
[10]Charcot, *Leçons du mardi*, septième leçon.
[11]La formule exacte – « *Introite, et nam hic dii sunt* » (« Entrez, ici aussi il y a des dieux ») – avait été empruntée à Aulu-Gelle par Lessing, en exergue à *Nathan le Sage*.
[12]*Sigmund Freud par lui-même, op. cit.*, p. 22-23.
[13]Freud (S.), « Charcot » (1893 *f*), in *Résultats, idées, problèmes I*, Paris, PUF, 1984, p. 63 (la phrase de Charcot est citée par Freud en français).
[14]*Ibid.*, p. 72-73.
[15]Freud (S.), *Études sur l'hystérie* (1895), *OCPF*, Paris, PUF, 2009, p. 136.
[16]*Sigmund Freud présenté par lui-même, op. cit.*, p. 30.
[17]Freud (S.), « Un cas de guérison hypnotique » (1892-1893), in *Résultats, idées, problèmes I*, Paris, PUF, 1984, p. 31-43.
[18]*Sigmund Freud présenté par lui-même, op. cit.*, p. 33.
[19]Freud (S.)-Jung (C. G.), *Correspondance*, lettre du 11 décembre 1908, tome I, Paris, Gallimard, 1975, p. 257.
[20]Freud (S.), « Les théories sexuelles infantiles, » in *La vie sexuelle*, Paris, PUF, 1969.
[21]Freud (S.), *L'homme Moïse et la religion monothéiste* (1939*a*), Paris, Gallimard, 1986.
[22]Freud (S.), *Résultats, idées, problèmes I*, Paris, PUF, 1984, p. 1-23.
[23]Freud (S.), « Le traitement psychique », in *Résultats, idées problèmes I*, Paris, PUF, 1984, p. 11.
[24]Dans une scène où il évoque les relations de la jeune Lydie avec son ami Jeanlin à qui elle ne sait résister, Zola écrit très exactement : « Mais en cédant toujours dans l'attente de quelque chose qui ne venait point. »
[25]Freud (S.), « Le traitement psychique », *op. cit.*, p. 8-10.
[26]Freud (S.), *Études sur l'hystérie*, cf. note 13.
[27]Cf. J. Sédat, « Addiction à la psychanalyse », in *Revue lacanienne*, n° 5, octobre 2009.
[28]Freud (S.), « La perte de la réalité dans la névrose et la psychose » (1924), in *Névrose, psychose et perversion*, Paris, PUF, 1973, p. 301.
[29]Cf note 1.
[30]Freud (S.), « Le traitement psychique », *op. cit.*, p. 14.
[31]« *Zauber* » est mis entre guillemets par Freud.
[32]*Ibid.*, p. 12.

Embobiner la pulsion de mort

Claude Rabant

Comment définir le but d'une psychanalyse ? Comment déterminer l'espérance susceptible de focaliser une aussi longue attente ? Un tel but est-il assignable ?

On pourra mettre en exergue, pour suggérer d'emblée l'impraticable de cette attente ou de cette espérance, le fragment 18 d'Héraclite : « S'il n'attend pas, il ne découvrira pas le hors d'attente, parce que c'est chose introuvable et même impraticable. »[1]

Faut-il donc désespérer ? Alors, il faudra mettre en exergue également la définition du « vrai désespoir », selon Kafka : « Le vrai désespoir a toujours et sur-le-champ dépassé son but, (en mettant cette virgule, j'ai vu que seule la première phrase était juste). »[2] Ainsi pourra-t-on dire, de même, qu'une « véritable analyse » a toujours et sur-le-champ dépassé son but. Le vrai désespoir (qui pousse à l'écriture) rejoint le hors d'attente et l'inespéré. Mais en quel sens ? Le temps, dans l'association libre, se suspend sur une virgule, sur un vide, s'oppose à la phrase achevée, coupe son horizon. Le « vrai désespoir » annule sans cesse le temps où il pourrait s'accomplir. Il n'est donc ni révélation ni apocalypse. En cela, il s'oppose au désespoir mélancolique : attachement narcissique à l'objet perdu, identification à cet objet dans la mort et l'abandon de soi (« l'ombre de l'objet tombe sur le moi »), processus masochique dont l'issue logique est le suicide. « Quand le désespoir s'exprime de façon aussi catégorique, quand il est aussi solidement lié à son objet et comme maintenu à l'arrière par un soldat qui couvre sa retraite et se laisse mettre en pièces pour lui, c'est qu'il n'est pas le vrai désespoir. »[3] Le petit soldat qu'est devenu alors le moi se laisse tailler en pièces au nom d'une apocalypse catastrophique.

Faut-il souligner alors que du réel entre en jeu dans cet « inespéré », et pas seulement de l'imaginaire et du symbolique ? Tel est bien, de fait, l'horizon freudien dès la *Traumdeutung* : « L'inconscient est le psychique proprement réel (*Reale*), selon sa nature interne aussi inconnu (*Unbekannt*) pour nous que le réel du monde extérieur et, à travers les data de la conscience, aussi incomplètement donné à nous que le monde extérieur par les indications de nos sens. »[4] L'inconnu varie ici sur l'*Unerkannt* (le non reconnu) accolé dans un chapitre précédent à l'ombilic du rêve. Si l'inconnu souligne un impossible ultime, où le dehors et le dedans se rejoignent dans l'incomplétude de notre aperception, le non reconnu indique un territoire encore inexploré, comme il se dira du ça offert aux conquêtes ultérieures du moi. De l'impossible ultime au non reconnu ombilical se trace à rebours le chemin d'une analyse, mais de telle sorte qu'elle ait « toujours et sur-le-champ » dépassé son but, ce qui implique une temporalité en boucle dont on dira, à l'instar de Kafka, qu'elle se déploie, non seulement dans l'espace linéaire de la parole, mais dans celui, multiplement stratifié, de l'écriture et de la sublimation.

En ce sens, le réel se donne par le biais du plus contingent. Loin de se relier au nécessaire, il vient au contraire à nous sous les traits de l'imprévisible. D'emblée et « sur-le-champ », il hante l'analyse, il en oriente la fin, qu'il aura toujours et d'avance, en quelque sorte, dépassée. L'imprévisible est en effet l'humanité même, sa marque de fabrique, comme le souligne Philip K. Dick, par opposition à ce qu'il nomme alors « androïde », l'entièrement soumis au règne du prévisible et du prescrit : « [...] Mais on ne peut pas transformer un humain en androïde si cet humain a tendance à enfreindre la loi dès qu'il en a l'occasion. L'androïdisation exige l'obéissance. Et, par-dessus tout, la *prévisibilité*. »[5] Affichons donc à l'entrée cette constellation négative (comme les « mains négatives » empreintes sur les parois d'une caverne primitive) : hors d'attente, inespéré, imprévisible, impraticable, inexplorable, inconnu, réel.

*

Freud pose la question du but de l'analyse en termes de tâche – *Aufgabe* –, ce qui n'est pas sans évoquer pour nous « la tâche du traducteur », que Benjamin examine dans un texte célèbre[6]. On sait le rôle que Freud a assigné d'emblée à la traduction au cœur de la méthode psychanalytique (depuis la fameuse Lettre 52, numérotée désormais 112 dans la nouvelle édition des Lettres à Fliess). Cette tâche de traduction[7] est mise en tension dialectique avec une exigence, voire un idéal, qui en définit les termes et les limites. L'exigence (plutôt que l'espérance) qui guide le déroulement d'une psychanalyse est vouée dès lors à rencontrer sur son chemin toutes sortes de résistances, d'obstacles et d'erreurs possibles, de faux-pas ou d'impasses, de sorte que ce qu'on doit attendre d'abord et avant tout d'une psychanalyse, ce sont ces embûches et ces entraves (*Hemmungen*), qui décideront finalement de son destin. À cet égard, la pratique de l'analyse est bien un métier, une conduite active et risquée, avec ses réussites et ses échecs, qui exige expérience et savoir-faire.

Du point de vue de l'exigence elle-même, en tant qu'idée régulatrice, pour parler comme Kant, il faut admettre une double entrée, et par suite une double issue : l'une exotérique, l'autre ésotérique. L'exotérique est pragmatique et relève de la demande des patients autant que du désir de l'analyste ; l'ésotérique est scientifique et relève de la philosophie des Lumières. Il y aura donc une exigence (une tâche et une espérance) minimale, qui se règlera sur l'attente de l'analysant et sur ce qu'on pourra appeler son confort vital ou sa tolérance à la souffrance, qui visera l'apaisement de ses symptômes, sinon leur suppression. Cette fin est relative et peut se calculer selon le double programme de la nécessité vitale elle-même : aimer et travailler (selon la formule attribuée à Freud – mais nous verrons ci-dessous qu'il dit les choses un peu autrement). Autrement dit, lever l'hypothèque du symptôme pour autant qu'il empêche de vivre. Et d'autre part il y aura une exigence (une tâche et une espérance) maximale, qui se règlera, non plus sur la seule nécessité vitale et la réconciliation des individus avec eux-mêmes et avec leur histoire, mais sur l'appel théorique de la psychanalyse à devenir elle-même, ce qu'on pourra nommer, grâce au savoir accumulé, sa tâche historique. Cette dernière concernera éminemment les analystes ou ceux qui veulent le devenir, en inscrivant la psychanalyse dans un programme plus général d'évolution de la culture et de « progrès » de la civilisation. En dernier ressort, elle se fixe une ambition collective, qui sera de contribuer à « civiliser les pulsions ».

En 1904, dans *Die freudsche psychoanalytische Methode*[8], Freud, décrivant à la troisième personne (comme souvent en la matière) le principe de sa méthode, en attribue la paternité conjointe à Breuer et à lui-même : « La méthode originale de psychothérapie que Freud pratique et caractérise comme psychanalyse, est issue de la méthode dite cathartique, qu'il a exposée en son temps conjointement avec Breuer dans les *Études sur l'hystérie* en 1895. La thérapie cathartique était une invention de Breuer, lequel, grâce à elle, avait guéri une malade hystérique une dizaine d'années auparavant et avait pu ainsi pénétrer la pathogenèse de son symptôme. Suite à une incitation personnelle de Breuer, Freud reprit la méthode à son compte et la mit à l'épreuve sur un grand nombre de malades. »[9] Dans la logique originaire de cette thérapeutique (dont, notons-le, Freud tient à assurer la filiation scientifique – la « traçabilité » historique, dirions-nous aujourd'hui), « on ne s'assignera jamais rien d'autre comme but du traitement (*Ziel der Behandlung*) que la guérison pratique du malade (*die praktische Genesung des Kranken*), le rétablissement de sa capacité d'agir et de jouir (*die Herstellung seiner Leistungs- und Genussfähigkeit*) »[10]. Il semble que la formule généralement attribuée à Freud pour définir le but commun d'une analyse, son espoir ordinaire – aimer et travailler, provienne de ce passage, car on n'en trouve nulle autre trace ailleurs. Or on voit qu'il y a une double nuance importante par rapport à ce qui s'en est colporté : non pas travail (*Arbeit*) mais *Leistung* : capacité d'agir, production en général, accomplissement, voire exploit ; et non pas amour, mais jouissance (*Genuss*). Ce qui nous conduit à *Vergänglichkeit*, ce texte de 1915 où Freud oppose à la mélancolie du jeune poète un plaidoyer en faveur de la « jouissance » du présent, en dépit de son impermanence. Le même terme de *Genuss* y apparaît, et le travail, s'il y en a un, sera celui du deuil, comme source d'un renouveau de la libido – cette « capacité d'aimer », dont la mesure est comptée à chacun, mais qui s'articule en « capacité de jouir ». Ainsi la « guérison » sera-t-elle moins l'effacement du symptôme comme tel, que la contre-pente de la mélancolie.

Voilà ce que j'ai nommé plus haut l'exigence pragmatique minimale ou minimaliste de la psychanalyse, au regard de la nécessité vitale du patient. Laquelle exigence se teinte, sous la plume de Freud, d'une singulière modestie, à la mesure de son idéal même. Techniquement, cet idéal pratique (tâche de la cure – *Aufgabe der Kur*) consisterait en effet à lever tous les refoulements, combler toutes les lacunes de la mémoire et lever toutes les amnésies, éclaircir tous les effets énigmatiques du symptôme psychique, et par suite empêcher tout retour de la souffrance. En somme, vaincre définitivement les résistances et permettre à l'inconscient de s'ouvrir à la conscience. Or, conclut Freud, « il ne faut pas oublier qu'un tel état idéal n'existe pas même chez l'homme normal, et qu'il est bien rare que le traitement puisse être poussé assez loin pour s'en approcher »[11]. Une approche, donc, dans le meilleur des cas, une approximation qui ne peut se régler même sur l'ordinaire de la norme.

Quelles que soient les limites pratiques imposées à la tâche du psychanalyste, il n'en reste pas moins qu'il est pleinement légitime d'invoquer l'élargissement (*Erweiterung*) de notre champ d'action thérapeutique[12]. Or, *Erweiterung* est le terme général sous la rubrique duquel Freud place le pouvoir d'action et d'interprétation de la psychanalyse – par exemple dans ses Préfaces aux éditions successives des *Trois essais*. « Malgré toutes ces limitations, affirme-t-il ici, le nombre des personnes qui relèvent de la psychanalyse est extraordinairement élevé, et l'élargissement de notre pouvoir thérapeutique (*die Erweiterung unseres therapeutischen Könnens*) par cette méthode, selon les dires de Freud, est tout à fait considérable. »[13]

Ultérieurement, dans les *Nouvelles conférences*, Freud affirmera, avec le fameux « *Wo es war, soll Ich werden* », qu'il s'agit de conforter le moi et de le rendre plus indépendant du Surmoi, de manière à lui permettre de conquérir et de s'approprier de « nouveaux fragments du Ça »[14]. Toujours l'élargissement et la conquête de nouveaux territoires...

En 1905, dans *Ueber Psychotherapie*[15], Freud reprend la même thématique esquissée un an auparavant, de façon un peu plus développée. C'est dans ce texte qu'on trouve la citation de *Hamlet* : « Tudieu ! Pensez-vous qu'il soit plus facile de jouer de moi que d'une flûte ? » (acte III, sc. 2). Ce que Freud reprend : « Il n'est guère facile, en effet, de jouer de l'instrument psychique. »[16] Entre parenthèses, c'est peut-être un des seuls passages où Freud se réfère à la musique, lui qui, disait-il, n'y entendait rien ! Va donc, au moins dans cette métaphore, pour la musique et l'interprétation sérielle de la tâche analytique...

*

Dès cette époque, la psychanalyse n'est pas totalement séparée de l'éducation. Plus exactement, Freud avance dans ce texte de 1905 le terme de *Nacherziehung* – d'éducation après-coup, qui persistera jusque dans les derniers textes. Il y a, dans la tâche de l'analyste, une part de *Nacherziehung* – d'éducation à retardement. À vrai dire, il s'agira plutôt d'une « contre-éducation »[17] ou d'une déconstruction, car s'il est vrai que la vie sexuelle du sujet soit spécialement en cause dans la nécessité de ce « retour sur éducation », c'est que « nulle part ailleurs la culture et l'éducation n'ont causé autant de ravages que là, et que c'est là aussi que se trouvent, l'expérience vous le montrera, les étiologies maîtrisables des névroses ; l'autre facteur étiologique, l'élément constitutionnel, étant pour nous une donnée inamovible »[18]. L'analyse butte alors sur la *Sexualabneigung* – l'aversion du sexuel et l'incapacité d'aimer – *die Unfähigkeit zum Lieben*, propres au névrosé. Seule la déconstruction des « ravages » de l'éducation peut offrir un espoir de changement.

En 1915, Freud ajoutera que cette éducation après-coup est une éducation par l'amour, autrement dit par le transfert[19]. L'œuvre à accomplir (*Erziehungswerk*), c'est le passage (progrès) du principe de plaisir au principe de réalité – *Fortschritt vom Lustprinzip zum Realitätsprinzip*, retard ou *différance*, si l'on peut dire, par échange (ou renoncement) d'un plaisir immédiat pour un plaisir plus lointain mais plus sûr. Ou encore, passage de l'enfance à l'homme mûr (*der reife Mann*). Mais comment ? Si la raison parle d'elle-même en chacun, sans que l'analyste ait à y redire, encore faut-il que ses commandements passent par la voix d'un autre. L'analyste alors « endosse le rôle de cet autre efficace ; il use de l'influence qu'un être humain exerce sur un autre » – ou plus exactement, « le médecin se sert dans son œuvre éducatrice de certaine composante de l'amour. Il se contente vraisemblablement dans son éducation après coup de répéter le processus qui a rendu possible en général la première éducation. À côté de l'urgence vitale (*Lebensnot*), l'amour est le grand éducateur[20], et l'être humain prématuré est poussé par l'amour de ses proches à prendre acte des décrets de la nécessité et à s'épargner les sanctions de leur transgression. »[21]

C'est devant les psychanalystes réunis en 1910 au Congrès de Nuremberg, et à leur adresse, que Freud avance le terme d'espérances : *Hoffnungen*[22], en le reliant aux chances et à l'utopie qu'incarnera peut-être collectivement la psychanalyse. Nous entrons ici dans le champ de l'ésotérique. Cette conférence permet de comprendre plus précisément le passage de l'exotérique à l'ésotérique, et de situer la place de l'exigence des Lumières dans la tâche du psychanalyste, telle que Freud l'entend alors. Il ne s'agit plus cette fois de la seule exigence pragmatique dont l'analyste se charge au regard de la détresse de tel patient, à qui l'on veut rendre l'existence plus tolérable, il ne s'agit plus d'une tâche thérapeutique locale, mais d'une *Allgemeinwirkung*, d'une tâche globale en relation avec une action universelle ou universalisable. Et c'est en elle que nous mettons nos espérances. « Enfin je dois vous expliquer ce que j'entends par *"Allgemeinwirkung"* – l'action universelle de notre travail, et comment j'en viens à placer des espérances en elle. »[23]

Ces espérances relèvent peut-être d'une utopie – « cet espoir vous paraîtra peut-être utopique »[24] – car elles impliquent un saut de l'individuel au collectif. Elles impliquent, non seulement la foi dans notre « pouvoir thérapeutique », mais la croyance dans la toute-puissance de la vérité scientifique. On a là un moment d'éblouissement freudien par la puissance éclatante de la vérité. La psychanalyse éclairant les masses et chassant les démons, voilà soudain ce qui apparaît à Freud dans une aperception d'éclair, une illumination qu'il confie aux disciples rassemblés. Bien loin de la modestie dont il fait preuve lorsqu'il s'adresse à des non-initiés, voici qu'il investit les initiés d'une tâche surhumaine, qui se réclame explicitement de l'*Aufklärung*, et qui place dans le dévoilement d'une vérité scientifique l'espoir de changer l'humanité. Nous sommes en 1910. À la même époque, tout un courant pédagogique, dit de « pédagogie nouvelle », espérait transformer l'humanité en substituant à l'éducation répressive une éducation libérale plus intelligente (Montessori, Freinet, etc.). Des êtres élevés avec douceur et sans violence devaient répandre à l'avenir cette douceur dans toute la société et faire d'elle une société sans violence[25]. Les choses vont bien changer à partir de 1915 !

Le raisonnement de Freud était simple : le dévoilement des ressorts pulsionnels du symptôme chez l'individu en analyse permet de dissoudre ledit symptôme, en levant la *Verleugnung* (déni) qui le constitue à son origine et le perpétue par la suite. « Vous savez que les psychonévroses sont des satisfactions substitutives déplacées de pulsions que l'on doit dénier (*verleugnen*) par devers soi et devant les autres. »[26] Transposez ce principe à la société tout entière, et vous pourrez espérer guérir ladite société de ses démons (*böse Geister*). « Dès lors, mettez à la place de l'individu malade l'ensemble de la société malade de névroses, composée de personnes malades et saines, à la place de la solution dont nous venons de parler, supposez qu'une telle hypothèse soit universellement reconnue (*allgemeine Anerkennung*), un bref raisonnement vous montrera que cette substitution ne changera rien au bénéfice final. L'issue à laquelle la thérapie peut aboutir chez l'individu doit s'avérer aussi dans la masse [...]. La divulgation du secret aura attaqué à son point crucial "l'équation étiologique" dont procèdent les névroses, rendu illusoire le bénéfice de la maladie, et abouti finalement... à supprimer la production morbide [...]. Que feront les gens si leur fuite dans la maladie est barrée par les indiscrètes révélations [*Aufklärungen*] de la psychanalyse ? Ils devront être sincères [*ehrlich*], reconnaître les pulsions qui se sont éveillées en eux, tenir bon dans le conflit, combattre ou renoncer, et la tolérance de la société qui, inévitablement, découlera des Lumières psychanalytiques [*psychoanalytische Aufklärung*], leur viendra en aide. »[27] Voilà donc l'enjeu : une tolérance effective à l'égard des exigences pulsionnelles.

Conclusion à l'adresse des psychanalystes pour les encourager dans leur lutte et leur ouvrage : « Je ne voudrais pas vous quitter sans vous laisser l'assurance que vous faites votre devoir à plus d'un titre lorsque vous traiter psychanalytiquement vos malades. Vous ne travaillez pas seulement au service de la science en utilisant la seule et unique opportunité de pénétrer les secrets de la névrose ; vous n'appliquez pas seulement à votre malade le traitement le plus efficace qui soit aujourd'hui contre ses souffrances ; vous apportez aussi votre concours aux Lumières de la masse [*Aufklärung der Masse*], dont nous attendons [*erwarten*] la prophylaxie la plus radicale des maladies névrotiques par le détour de l'autorité sociale. »[28] *Erwarten* est le dernier mot du texte[29]. L'attente est ainsi connectée à l'universalité conquérante des Lumières.

*

En 1915, tout change, du fait de la guerre qui n'en est pourtant encore qu'à ses débuts. Freud quitte ce ton de triomphalisme conquérant, sans abandonner pour autant toute espérance – nous ne sommes pas encore aux portes des Enfers ! Il faut par force abandonner ce ton de triomphe[30] qui impliquait, non seulement la foi dans la vérité psychanalytique, mais une confiance dans la vertu loyale des institutions collectives. La prophylaxie entrevue au bénéfice des masses supposait à la fois la toute-puissance de la vérité scientifique dévoilée par la psychanalyse, et la médiation bienveillante des autorités sociales pour en assurer la diffusion. Il est clair que les leçons de la Première Guerre mondiale interdisaient désormais un tel optimisme pédagogique. La conséquence la plus remarquable dans l'évolution de la théorie freudienne concerne la nature des pulsions. La face cachée de cet optimisme d'avant-guerre était en effet la croyance en une vertu positive des pulsions : il suffisait d'en dévoiler l'existence à la racine du symptôme, de lever le déni qui les masquait au sujet comme à son entourage, pour entraîner, non seulement la guérison du symptôme, mais la généralisation de la paix sociale par la libération de ces pulsions et la tolérance générale envers leurs manifestations. Telle était alors, pour Freud, la triple dimension impliquée par l'*Aufklärung psychanalytique*. Or, les pulsions dévoilées par la guerre sont tout autre chose que ces instruments de guérison et de paix invoqués par les espérances freudiennes. Il faut bien admettre que le dévoilement opéré par la guerre quant aux abîmes absurdes et féroces de l'être humain accompagne désormais comme leur ombre damnée les Lumières de la révélation psychanalytique. De plus en plus, les pulsions sont elles-mêmes porteuses de ces esprits malins (*böse Geister*) qu'elles étaient censées chasser par leur libération joyeuse dans une tolérance générale. Jusqu'à ce que le Mal qu'elles incarnent désormais se concentre peu à peu dans le concept de Pulsion de mort, tour achevé en 1920, rassemblant sous ce chef les puissances de destruction et de mort dont Schopenhauer apparaît dès lors comme le premier héraut – « la vie n'a d'autre but que la mort et toute pulsion le retour à l'état anorganique ».

Pour aller vite, toute la conception du processus civilisateur s'en trouve bouleversée, et par conséquent, du fait de ce bouleversement, le programme pédagogique de la psychanalyse se trouve lui-même profondément modifié et limité. Le grand dévoilement des Lumières psychanalytiques est obscurci désormais par cette Nuit qui est tombée sur l'Europe, ne laissant que les lueurs d'une espérance beaucoup plus modeste, dont on trouve trace notamment dans le fameux échange de correspondance avec Einstein, à l'instigation de la Société des Nations. Ces lueurs, on pourrait, à l'instar de Georges Didi-Huberman, qui en reprend la métaphore à Pasolini, les appeler des

« lucioles », ces petits êtres luminescents qui parsèment parfois la nuit de leurs clignotements amoureux[31]. À partir de 1915, les espérances de Freud sont des « lucioles », des survivances de l'*Aufklärung* psychanalytique effondrée. Nommément, il s'agira, d'une part de reconnaître la nécessité d'un « domptage » (*Bändigung*) des pulsions par l'éducation et la pression sociale – domptage toujours réversible et superficiel ; d'autre part, d'admettre la possibilité, réservée dès lors à une élite, d'effectuer une véritable « civilisation » des pulsions en profondeur, un « ennoblissement » (*Veredlung*) de ces pulsions. Cette mutation (*Umwandlung*) dans la nature des pulsions se traduira en ce cas par une mutation inédite dans la physiologie des individus eux-mêmes (correspondance avec Einstein à propos du pacifisme). Tout en maintenant néanmoins, mais dans un horizon lointain, l'attente de transformations profondes de la société elle-même, que Freud ne cesse d'appeler de ses vœux (moins de dureté envers les individus ! moins de répression et de sacrifices inutiles, et partant, moins d'hypocrisie dans les exigences de la culture !), on ne peut plus, désormais, se faire d'illusion sur la capacité universelle de la psychanalyse à y contribuer massivement, à en être le levier décisif par son savoir. À l'optimisme scientifique positiviste d'avant-guerre succèdent une éthique plus stoïcienne, un pessimisme sans aigreur : organiser le désespoir en déployant un « espace d'images » à travers un champ politique[32]. S'il n'y a plus rien à attendre des « autorités sociales » pour métamorphoser la psychanalyse en prophylaxie collective, l'espérance recule d'autant à l'horizon ; mais la nécessité de maintenir ouvert un tel champ politique (institutionnel) pour déployer cet « espace d'images » et garantir le « pouvoir thérapeutique » de la psychanalyse n'en est que plus vive et plus instante. Certes, il n'y a plus beaucoup d'espoir de voir soigner à grande échelle la source collective des névroses, mais il reste ces lucioles du « traitement psychique » (*Seelenbehandlung*). Et si les névroses sont devenues en quelque sorte la pâture quotidienne de la « société du spectacle », peut-être est-ce la raison pour laquelle il a fallu se tourner dès lors vers les psychoses, leur traitement et leurs vérités, pour créer des lieux de résistance ? Soit le programme qui a été, après Freud, celui de la deuxième moitié du XXe siècle, avec Lacan et la psychothérapie institutionnelle dans leurs efforts conjoints.

*

Dans ses tout derniers textes, notamment *Die endliche und die unendliche Analyse*[33] (1937), Freud mettra la dernière touche à cette évolution : non seulement il n'est pas question que le psychanalyste puisse véritablement « finir » sa tâche, mais « finir » n'est pas concrètement à sa portée. Il ne peut que constater l'arrêt *de facto* de son travail, au point où chez les patients, hommes et femmes, surgit inexorablement le refus de la sexualité, depuis longtemps pointé comme *Sexualabneigung*, refus qui se précise en « rejet de la féminité », qui retourne finalement l'amour de transfert en résistance à l'analyse. C'est pourquoi le véritable obstacle à la poursuite de la cure s'incarne désormais dans les « mécanismes de défense du moi », qui constituent comme l'habitacle irrémédiablement déformé et infrangible du sujet. Sa carapace reichienne, en quelque sorte. À la mesure de la montée des fascismes, qui ont fait de ce monde un monde (presque) inhabitable à force de mécanismes de défense et de barrières paranoïaques. Il ne reste plus comme espoir que l'*unendlich*, les transformations silencieuses, les transitions insensibles et les métamorphoses clandestines[34]. Les lucioles dont nous guettons les survivances... Comme Freud le remarque lui-même, dans son article de 1937 : « Dans la réalité, les transitions et les stades intermédiaires sont bien plus fréquents que les états opposés nettement tranchés. Lors des évolutions et des transformations, notre attention se focalise uniquement sur le résultat ; nous négligeons volontiers le fait que de tels processus s'effectuent habituellement de manière plus ou moins incomplète, et par conséquent ne sont proprement, en leur fond, que des modifications partielles. »[35] Tel est désormais le ressort, plus modeste, de notre espérance.

De cette modestie même, nous tenons la ténacité qui se transmettra : la volonté jamais abandonnée de reconstruire ce qui aura été détruit, au-delà des ravages du temps, comme le promettait déjà en 1915 ce délicieux dialogue de *Vergänglichkeit*, sorte d'art de vivre freudien[36]. La psychanalyse peut-elle en effet promettre autre chose qu'un art de vivre et de chercher, modestement, selon les circonstances ? Une loyauté à soi-même et aux événements ? « Une relation plus honnête au désir, du désir à l'acte », comme l'énonce Lacan en écho à telle formule de Freud sur la « loyauté » exigée du psychanalyste, son « amour de la vérité ». Une éthique de l'infinitésimal, en somme...

Les lucioles, chez Freud, se nommeront désormais *libido* : cette force fragile qui jusqu'au bout lutte pied à pied, fragment par fragment, contre la sourde constante de la pulsion de mort qui jamais ne fléchit, une force précaire qui se relève de toutes ses défaites, jusqu'à la défaite ultime. Une force intermittente qui ne cesse d'*embobiner* la pulsion de mort pour la détourner à son profit, travailler à sa capture et à sa liaison en la leurrant d'un appétit de vivre que le vertige de l'autodestruction finit tôt ou tard, néanmoins, par engloutir. Et qui, au dernier moment, passe la balle à la génération suivante. Alors, ce n'est plus d'une éthique du manque qu'il s'agit, ce signe sinistre, triste prophétie de la névrose, mais de la sérénité d'un deuil accompli et renouvelé sans cesse, ouvrant l'espoir concret d'une sublimation... D'une sagesse, dira même Freud dans sa Préface au *Moïse*...

*

Rédigé d'après la conférence faite le 19 octobre 2009 à Espace analytique, au titre de préparation au colloque CONVERGENCIA des 13 et 14 février 2010 : « Que peut-on attendre / espérer d'une psychanalyse ? »

---

[1]Héraclite, Fragment 18, in Jean Bollack, Heinz Wismann, *Héraclite ou la séparation*, Paris, Éditions de Minuit, 1972, p. 104. Autre traduction : « S'il n'espère pas, il ne trouvera pas l'inespéré, qui est inexplorable et inaccessible », traduction Frédéric Roussille, Éditions Findakly, 1986. L'attente et l'espérance apparaissent ici interchangeables.
[2]Kafka (F.), *Journal*, Paris, Grasset, 1954, p. 3.
[3]Kafka (F.), *Journal, ibid.*, p. 3. Le « vrai désespoir » implique un dessaisissement narcissique qui « saute » par-dessus l'instant fatal et le dépasse, laissant vide la place de l'objet mais restaurant celle du sujet. En ce sens, il n'y a pas identification à l'objet perdu, mais ouverture d'un espace qu'on peut appeler sublimation.
[4]Freud (S.), *Traumdeutung*, GW II / III, p. 617-618.
[5]Dick (Philip, K.), *Si ce monde vous déplaît, allez en voir d'autres*, Paris, Éditions de l'Éclat, 1994, p. 38. Cf. « L'évolution d'un amour vital » (1975) : « À cette époque-là, j'avais une manière simple de distinguer le comportement humain de celui de l'androïde. Les androïdes ne pouffent jamais de rire (...). Définir ce qui est réel, c'est définir ce qui est humain, si vous vous intéressez aux humains. Si vous ne le faites pas, vous êtes schizoïde et, de mon point de vue, vous êtes un androïde : c'est-à-dire non humain et par conséquent non réel », in *Derrière la porte*, Paris, Denoël, coll. « Présence du futur », n° 481, 1988, p. 13.
[6]Benjamin (W.), « La tâche du traducteur », in *Œuvres I*, Paris, Gallimard Folio essais, p. 244-262.
[7]Définie notamment comme : « traduire l'inconscient en conscient ». Cette formule « *Die Uebersetzung des Unbewussten in Bewusstes* » devient canonique, et se répète dans un très grand nombre de textes, par exemple 27e *Leçon d'Introduction à la psychanalyse* (1917).
[8]Freud (S.), GW V, p. 3-10, « La méthode psychanalytique de Freud », trad. C. R. Cf. S. Freud, *La technique psychanalytique*, Paris, PUF, 1967, p. 1-8.
[9]Freud (S.), GW V, p. 3.
[10]*Ibid.* o. c., GW V, p. 8.
[11]*Ibid.* o. c., GW V, p. 8.
[12]De même qu'à l'origine, la méthode cathartique de Breuer, reposait sur « l'élargissement de la conscience » *(die Erweiterung des Bewusstseins), ibid.* o. c., p. 3.
[13]*Ibid.* o. c., GW V, p. 10.
[14]GW XV, p. 86. C'est dans cette perspective d'ailleurs qu'il conviendrait sans doute d'entendre la fameuse formule, sur laquelle on a tant glosé, concernant le « continent noir » que constituerait la féminité : un continent qui reste

toujours à explorer, dans la mesure même où il n'est rien d'autre encore (à l'époque) qu'un territoire colonisé par les Blancs. Sans doute n'y a-t-il, par ailleurs, chez Freud rien de plus proche de l'Autre jouissance que le ça.

[15]GW V, p. 13-26. Cf. *La technique psychanalytique*, Paris, PUF, p. 9-22. Freud joue notamment de l'opposition *existenzunfähig/existenzfähig* – incapables d'exister/capables d'exister, considérant que le « triomphe de la psychanalyse » est de permettre à des personnes « durablement incapables d'exister » de devenir « durablement capables d'exister ». L'important à souligner ici étant sans doute la notion de durée (*dauernd*) qui affecte la capacité (qu'on trouve précédemment dans « capacité d'agir et de jouir »).

[16]*Ibid*. o. c., p. 15.

[17]« Freud anti-pédagogue », comme le formulait Catherine Millot en titre d'un de ses premiers livres.

[18]*Ibid*. o. c., GW V, p. 25. Cf. *La technique psychanalytique*, Paris, PUF, p. 21.

[19]GW X, p. 365, *Einige Charaktertypen aus der psychoanalytischen Arbeit* ; traduction in *L'inquiétante étrangeté et autres essais*, Paris, Gallimard, 1985, p. 135-171.

[20]En allemand, *Liebe* étant féminin, il s'agit d'une éducatrice : le grand éducateur est une grande éducatrice... Cf. l'allusion, dans la correspondance avec Fliess, à la fameuse *Urheberin*, la première éducatrice – séductrice de l'enfant quant à la sexualité.

[21]*Ibid*., o. c., p. 365.

[22]*Die zukünftigen Chancen der psychoanalytischen Therapie*, GW VIII, p. 104-115, publié en 1911. Cf. « Perspectives d'avenir de la thérapeutique analytique », in *La technique psychanalytique*, Paris, PUF, p. 23- 34.

[23]GW VIII, *ibid*., o. c., p. 112.

[24]*Ibid*., o. c., p. 113.

[25]Cf. Claude Rabant, « La nouvelle illusion pédagogique », in *Orientations*, n° 38, 1971-1972, p. 29-43, et n° 39, p. 87-100, Strasbourg, Ligel éd.

[26]GW VIII, *ibid*., o. c., p. 112 (traduction C. R.).

[27]*Ibid*., o. c., p. 112-114 (traduction C. R.).

[28]*Ibid*., o. c., p. 115 (traduction C. R.).

[29]En 1909, Schönberg écrit la partition de *Erwartung*, l'attente d'une femme seule dans la nuit, monodrame sur un livret de Marie Pappenheim, laquelle était imprégnée des théories freudiennes sur l'hystérie (l'œuvre sera créée seulement en 1924 à Prague).

[30]Le terme, rappelons-le, figurait en bonne place dans l'article de1905. Cf. plus haut.

[31]Didi-Huberman (G.), *Survivance des Lucioles*, Paris, Éditions de Minuit, 2009.

[32]Toute la dernière partie de l'œuvre de Lacan pourrait être envisagée sous cet angle : à la différence de l'optimisme structuraliste des premiers temps, la théorie des nœuds borroméens a cherché à ouvrir un « champ d'images » où la psychanalyse puisse survivre.

[33]GW XVI, p. 59-99. *Analyse finie et analyse infinie*.

[34]Cf. François Jullien, *Les transformations silencieuses*, Paris, Grasset, 2009.

[35]GW XVI, p. 72.

[36]Est-ce un hasard si ce texte de 1937 constitue en même temps la passation de pouvoir, officielle et quasi juridique, de Freud à sa fille Anna, la transmission de la tâche inachevée à la génération suivante ? Or il y est aussi question du destin des textes, de leur trahison et de leur destruction possibles... Et donc de la haine et de l'infidélité.

Entre sens et jouissance

À propos d'un symptôme décrit par Freud dans ses *Conférences d'introduction à la psychanalyse*

Michel Constantopoulos

Dans la Conférence prononcée par Lacan à Genève sur le symptôme, se dégagent quelques points dont cette étude tiendra compte. D'abord, l'importance particulière accordée au facteur quantitatif dans la production du symptôme névrotique. Face à l'augmentation de la quantité d'excitation non maîtrisée, le sujet vit l'irruption du sexe comme un débordement : là gît le traumatisme. Par conséquent, l'expression « corps étranger » est à entendre au sens littéral, tel un invité importun, un étranger qui vient un beau jour l'envahir et le submerger. Lacan allait jusqu'à dire que la fonction de l'amour était de colmater cette brèche ouverte par l'irruption du sexe, béance qui remplit d'effroi : « Quelque chose s'est substitué à l'irruption du sexe, et c'est l'amour. »[1] En adoptant cette position, il restait on ne peut plus freudien : les histoires de cas du père de la psychanalyse sont à cet endroit explicites.

Rappelons-nous par exemple du petit Hans et de son embarras devant les érections de son « fait-pipi ». Pour y faire face, l'enfant a commencé par échafauder une véritable « philosophie du monde » (*Weltanschauung*)[2] à partir de son *Wiwimacher*, l'érigeant en critère de distinction entre le vivant et l'inanimé[3] ! Mais les sensations que lui procurait au toucher cet organe accolé à son corps (*dixit* Lacan) ont fini par prendre le dessus : cette augmentation immaîtrisée de la quantité d'excitation aura été à l'origine de son angoisse. Le processus de la genèse de l'angoisse est décrit dans le « Manuscrit E » de la correspondance avec Fliess, *via* la notion d'*Entfremdung* (étrangement). À la base, on trouve une « accumulation physique d'excitation, *donc une accumulation de tension sexuelle physique* », qui ne trouve pas d'utilisation psychique. La voie d'une réaction spécifique (l'éveil de la libido, puis le coït) est barrée, et cette « éconduction empêchée » produit alors dans un deuxième temps « une névrose de stase ». C'est la conséquence de « l'étrangement devenu habituel entre la sexualité physique et la sexualité psychique : alors, la tension sexuelle se transforme en angoisse »[4].

La phobie du cheval sera ainsi pour Hans une tentative de répondre à l'augmentation de la quantité d'excitation, en produisant une liaison (une utilisation psychique) : le symptôme. Lacan rejoint ce point de vue lorsque, parlant de Hans, il dit : « La jouissance qui est résultée de ce *Wiwimacher*, lui est étrangère au point d'être au principe de sa phobie. Phobie veut dire qu'il en a la trouille. »[5] Le symptôme phobique acquiert ainsi un sens littéral : la trouille de la jouissance. L'irruption traumatique du réel du sexe est également évoquée par l'Homme aux rats dès la séance inaugurale de son analyse : « Dès l'âge de six ans j'ai souffert d'érections et je sais qu'un jour je suis allé trouver ma mère pour m'en plaindre. » Pour ajouter aussitôt : « Je vois là le début de ma maladie. »[6]

Nous retiendrons dans ce préambule un deuxième point qui ressort de la Conférence de Genève : l'accent mis par Lacan sur le sens du symptôme. Pour lui, si Freud a apporté quelque chose, c'est bien ça, à savoir l'idée que les symptômes ont un sens, un sens qui ne peut être interprété qu'à partir de la rencontre d'un sujet avec la réalité sexuelle. Notons que l'emploi du mot « rencontre » éclaire ici l'importance des premières expériences infantiles dans l'origine de la névrose. Lacan ajoutait que le sens se distingue du rapport au réel, en s'appuyant sur le logicien allemand Frege, pour qui *Sinn*, l'effet de sens, se distingue en effet de *Bedeutung*, la dénotation. Par exemple, la même étoile peut être dénotée par les expressions « étoile du matin » ou « étoile du soir » : le sens est alors différent mais c'est le même objet réel qui est chaque fois dénoté[7]. L'idéographie frégéenne se voulait une écriture logique débarrassée de toute scorie subjective (représentative) ; sa reprise par Lacan vise la prise en compte du réel dans sa spécificité. Le symptôme serait ainsi une façon de donner du sens à la rencontre avec la réalité sexuelle. Il est à situer du côté de *Sinn* ; le réel sexuel serait-il du côté de la *Bedeutung* ?[8] Sur tous ces aspects, Lacan conseillait ses auditeurs à Genève d'aller voir de plus près les *Vorlesungen*, les Conférences d'introduction à la psychanalyse, et notamment la 17e, intitulée justement : « Le sens des symptômes » et la 23e : « Les voies de la formation des symptômes ».

LA PRATIQUE FREUDIENNE ET LA GUERRE

Depuis les analyses du petit Hans et de l'Homme aux rats jusqu'aux *Conférences d'introduction à la psychanalyse*, le contexte historique a changé. Nous sommes à présent en pleine guerre mondiale, Freud y est impliqué à travers la mobilisation de ses fils, qui sont au front, où le Dr. Lehrs (l'Homme aux rats) trouvera par ailleurs la mort durant les combats. Comme nous l'apprend la note liminaire de Jean-Baptiste Pontalis à l'édition française[9], ces conférences furent prononcées à l'Université de Vienne, dans un amphithéâtre de la clinique psychiatrique, au cours du semestre d'hiver de l'année 1915-1916 et 1916-1917. Freud donne des indications supplémentaires dans sa préface aux *Nouvelles conférences* (1933) : la partie prononcée la première année (portant sur les actes manqués et le rêve) fut « improvisée et transcrite immédiatement après », alors que les conférences de la troisième partie (intitulée « doctrine générale des névroses ») furent conçues « au cours d'un séjour d'été à Salzbourg en 1916 et prononcées telles quelles l'hiver suivant ». Il ajoute : « Je possédais encore, à l'époque, une mémoire phonographique. »[10] D'une certaine façon, c'est la voix de Freud qui nous parvient à travers cet écrit d'un style oral délibéré, s'adressant à un public profane.

Le contexte de la guerre fait irruption dans le texte lorsque, parlant de la sauvagerie qui se manifeste dans le contenu des rêves, Freud invite ses auditeurs à penser à « la grande guerre qui continue à ravager l'Europe [...], à la démesure dans la brutalité, dans la cruauté et le mensonge qui a maintenant le droit de s'étaler dans le monde civilisé ». Pour ajouter, malicieux : « Croyez-vous réellement qu'une poignée d'ambitieux et de séducteurs sans conscience auraient réussi à déchaîner tous ces esprits malins si les millions qui se laissent mener n'étaient complices ? » Peut-on, dans ces conditions, « soutenir que le mal est exclu de la constitution psychique de l'homme ? »[11] Cette prise en compte du mal est consignée dans un petit texte intitulé « Considérations actuelles sur la guerre et sur la mort », écrit en 1915, un an avant les *Conférences*. Il apporte un élément propre à l'inconscient : l'irreprésentable de la mort[12]. Entraînant dans son sillage l'absence de négation dans l'inconscient, il vient s'ajouter à l'absence de signe qui permette de distinguer l'événement traumatique d'une fiction investie d'affect. La logique de l'inconscient qui s'en dégage non seulement ignore la distinction entre fantasme et événement vécu, mais également le principe du tiers exclu.

Ces éléments, associés au contexte historique, semblent renforcer la position sceptique, que Freud revendiquait déjà dans « Le petit Hans » comme étant celle qui sied le mieux à l'analyse. Pour lui, ce qui émerge de l'inconscient est à entendre à la lumière non de ce qui précède mais de ce qui suit ; par conséquent, nous devons suspendre notre jugement plutôt que de nous presser de comprendre[13]. Reprenant cette thématique dans la 16e conférence, il se défend de l'objection qui lui est faite de vouloir susciter des convictions par des exposés dogmatiques qui réclameraient des auditeurs une foi inconditionnelle. « Je veux donner des incitations et ébranler des préjugés », insiste-t-il au contraire, pour ajouter aussitôt : « Si, par suite de l'ignorance du matériel, vous n'êtes pas en mesure de juger, vous ne devez ni croire ni condamner. Vous devez écouter et laisser agir sur vous ce que je vous raconte ». Cette formule rappelle le précepte sceptique de Pyrrhon qui, selon Diogène Laërce, aurait tiré des gymnosophistes de l'Inde et des mages sa philosophie si remarquable, selon laquelle « on ne peut connaître aucune vérité, et qu'il faut suspendre son jugement »[14]. Si Freud l'adopte, c'est que les convictions auxquelles on parvient avec si peu de peine, par la croyance ou le jugement hâtif, « ont tôt fait de se révéler dénuées de valeur et inaptes à la résistance ». En analyse, seul est par conséquent « autorisé à avoir une conviction [celui] qui, un peu comme moi, a travaillé de nombreuses années sur le même matériel et, ce faisant, a vécu lui-même les mêmes expériences nouvelles et surprenantes »[15], conclut Freud ici.

Le lecteur ne peut qu'être frappé par la parenté entre la position analytique ainsi décrite et l'attitude spirituelle d'un Platon qui, dans sa *Lettre VII*, donnait sa préférence au « vivre avec » (*suzein*), à l'« être avec » (*sunousia*) la philosophie, sur le savoir transmissible par des formules (*mathemata*)[16]. Seule la pratique du « vivre avec » peut en effet prendre en compte non seulement le sens mais aussi la jouissance, non seulement le signifiant mais aussi le corps. Freud va jusqu'à assimiler la conviction inconditionnelle au « coup de foudre », l'amour dès le premier regard, un état affectif qui ne lui semble pas convenir à quelqu'un qui entre en analyse, dont il attend non pas une conviction ni une adhésion mais « un scepticisme bienveillant »[17]. Celui-ci est en même temps, à ses yeux, la véritable condition d'une attitude scientifique, laissant au chercheur le droit de transformer ses vues et les remplacer par des nouvelles, tout en rendant compte publiquement des raisons qui l'ont conduit à ce changement. Il n'y a donc pas de contradiction, pourrait-on dire, entre l'analyse comme pratique spirituelle, visant la transformation de soi, et l'analyse comme pratique scientifique, visant l'élaboration de l'expérience. L'une n'est pas réductible à l'autre, ayant entre elles le même rapport que la vérité avec le savoir. Cette position, à l'œuvre lors de l'abandon de la *neurotica*, est ici généralisée et revendiquée par Freud avec force : « je suis résolu, et je ne me laisse pas détourner de remodeler et réajuster toutes mes doctrines, comme l'exigent les progrès de mon expérience »[18].

Après ces remarques préliminaires de méthode, et comme pour les confirmer et en donner une illustration, Freud aborde, toujours dans la 16e conférence, la différence entre psychanalyse et psychiatrie. Il s'appuie sur un cas qui, comme par hasard, est celui d'une conviction ! Une dame vit apparemment heureuse en ménage, jusqu'au jour où elle reçoit une lettre anonyme accusant son mari de lui être infidèle. Chose incroyable, elle avait exprimé la veille l'idée que cela serait « la chose la plus terrible » qui pourrait lui arriver. L'enchaînement de ces faits semble imposer la conclusion que la lettre était l'œuvre de la personne à qui elle avait confié sa crainte (sa femme de chambre). Bien que la patiente ait aussitôt jugé plausible cette hypothèse, « cette lettre la terrassât sur le champ » : elle n'a pu s'empêcher de lui accorder « une créance immédiate ». Ayant ainsi formé une « idée insensée » de jalousie, elle n'a « jamais surmonté sa croyance »[19]. On dirait que ce drame illustre l'abandon de la position sceptique : « ni croire, ni condamner ». En effet, si la formation de l'idée délirante s'est jouée dans le registre du « croire », son traitement par la psychiatrie se déroulait dans celui du « condamner ». En effet, après une description du symptôme, et ne disposant pas d'outils pour l'explorer plus loin, elle se contentait de le ranger dans le grand fourre-tout de la dégénérescence, considérée comme une sortie des lois de l'espèce[20] !

Freud affirme sa différence en reconnaissant les qualités humaines de ses patients : l'intelligence, la correction, la conscience éthique (les exemples abondent dans les *Études sur l'hystérie*). Mais il le fait aussi en cherchant au symptôme un sens qui le relie à l'expérience du sujet. Dans le cas de la dame jalouse, il met en évidence un sentiment amoureux caché dont son délire est pour ainsi dire « le reflet » ou encore « l'image dans le miroir » ! Elle déplace sur la personne de son mari ce qu'elle éprouve elle-même sans le savoir. L'appel au mécanisme du déplacement nous fait voir ainsi que l'idée délirante en question non seulement n'est pas insensée, mais qu'elle est au contraire pour la dame « quelque chose de souhaité, une sorte de consolation »[21] : il lui est plus facile d'accepter d'éprouver un tel sentiment répréhensible si son mari a lui-même une liaison ! L'accomplissement d'un souhait reste ainsi le point de mire de toute formation de l'inconscient. Suivent plusieurs autres remarques qui contribuent à situer ce symptôme dans un contexte, qu'il soit individuel ou social : l'âge critique de la patiente par rapport à sa sexualité, le lien érotique fort à sa fille dont le mari est l'objet de son sentiment amoureux, etc. La complexité du tressage des différents fils de détermination et enchaînements associatifs (*Verkettung*) autour du sens du symptôme font dire à Freud qu'en fin de compte : « La psychanalyse entretient avec la psychiatrie à peu près le même rapport que l'histologie avec l'anatomie ; l'une étudie les formes externes des organes, l'autre leur structure à partir des tissus et des parties élémentaires. »[22] On pourrait dire que l'analyse s'attache au sujet dans sa singularité, là où la psychiatrie recherche la généralité *via* l'entité clinique, l'établissement du diagnostic.

Parler du symptôme c'est en effet s'attacher d'emblée à ce qui, dans la souffrance du sujet, est expression subjective. Déjà dans le vocabulaire médical, le symptôme désigne ce qui est signalé par le patient, s'opposant aux signes, manifestations objectives découvertes par le médecin[23]. Le signe, de par sa définition de représenter quelque chose pour quelqu'un, est moins ouvert à la polysémie. Ainsi, dans l'univers du roman policier, il prend la forme de l'indice, permettant à l'enquêteur de remonter, suivant un fil de causalité directe, jusqu'à une cause dernière : par exemple, l'auteur d'un crime. Ce procédé serait impossible à partir du signifiant, dont la polysémie priverait ainsi notre monde de cette littérature si rassurante, où le bien et le mal se voient pour une fois assigner des places bien distinctes. Dans le domaine scientifique, un savoir s'est structuré selon ce même paradigme dans des champs allant de la botanique à la médecine, procédant par la mise en place d'une classification. Circonscrire l'objet permettait de mieux l'étudier : c'est le modèle de la nosographie.

De par son étymologie, le symptôme, du grec *Sun-Piptein* qui signifie à proprement parler : tomber ensemble, coïncider[24], ne renvoie pas tant à un ordre caché derrière le phénomène, qui le causerait et dont il serait l'effet, qu'à un type de causalité basé sur la rencontre entre deux registres. Leur co-incidence suscite la surprise, s'imposant au sujet. L'inconscient renvoie à un tel type de détermination : le sujet *sait* que son symptôme le concerne, mais *ne sait pas* en quoi[25]. Par exemple, un acte compulsionnel d'apparence absurde, une crise hystérique où le sujet ne se reconnaît pas, etc. Freud insiste, dans la 17e conférence, que l'inconscient n'est pas pour lui « une façon de parler », comme il l'aurait été pour Janet, à savoir : « rien de réel »[26], puisqu'il est capable de produire des symptômes qui, eux, sont bien réels. L'inconscient n'est pas une métaphore, et le sens du symptôme ne repose pas sur une hypothèse : celle-ci supposerait l'existence d'un observateur objectif et impartial qui, lui, est hypothétique.

LE SYMPTÔME DE « LA TABLE ET LA TACHE »

Pour illustrer la question du sens du symptôme, Freud propose aux auditeurs de sa 17e conférence de prendre des exemples empruntés à la névrose obsessionnelle. Celle-ci, dit-il, présente par rapport à l'hystérie deux avantages : éviter le « saut énigmatique du psychique au corporel » et faire « apparaître sous un jour beaucoup plus cru certains caractères extrêmes de la névrose »[27], parmi lesquels il cite le caractère éminemment déplaçable du symptôme. Suivent deux exemples « extravagants » : le rapport au traumatisme sexuel y est patent et l'infantile absent ! Choisissons en le premier : une dame proche de la trentaine qui « exécutait, parmi d'autres, l'action compulsionnelle remarquable suivante de nombreuses fois par jour. Elle courait de sa chambre dans une autre, attenante ; là, elle se plantait à un endroit déterminé près de la table qui se trouvait au milieu, sonnait sa femme de chambre, lui donnait un ordre indifférent ou la congédiait aussi bien sans lui en donner, et ensuite, elle revenait au point de départ. »[28] Le caractère énigmatique du symptôme saute aux yeux ; il s'impose au sujet sous la forme d'une impulsion contraignante, envahissant son existence tout en lui restant incompréhensible : son sens lui échappe *a priori* autant qu'à l'observateur.

En effet : « Chaque fois, poursuit Freud, que j'avais demandé à la malade : Pourquoi faites-vous cela ? Quel sens cela a-t-il ? – elle avait répondu : Je ne le sais pas. Mais un jour, après que j'eus réussi à venir à bout chez elle d'une grande réticence de principe, elle devint tout à coup savante et raconta ce qui allait avec l'action compulsionnelle. »[29] Relevons au passage la terminologie propre au savoir inconscient : un sujet savant mais qui ne sait pas. On constate que ce savoir ne peut émerger qu'une fois écartée la « réticence de principe » qui posait que la souffrance du sujet ne concerne pas sa vie intime, que ces deux registres ne peuvent « tomber ensemble », faire symptôme. Écoutons la suite : « Il y avait plus de dix ans, elle avait épousé un homme bien plus âgé, qui, lors de la nuit de noces, s'était avéré impuissant. Un nombre incalculable de fois, il avait, cette nuit là, couru de sa chambre dans la sienne, pour renouveler sa tentative, mais chaque fois sans succès. » Cette impuissance ne convenait pas du tout à l'image que le mari voulait donner de lui-même. Ainsi, « le matin il dit avec irritation : Comment ne pas avoir honte devant la femme de chambre quand elle fera le lit, saisit un flacon d'encre rouge qui se trouvait par hasard dans la chambre, et versa son contenu sur le drap, mais pas précisément à un endroit qui se serait prêté à une telle tache »[30]. Où l'on constate que l'impuissance insiste envers et contre tout à se faire entendre en se déplaçant d'un contexte à un autre! C'est donc un symptôme ; mais pas celui que nous étudions.

Devant la correspondance frappante entre l'action compulsionnelle et la scène du souvenir, tout enquêteur un tant soit peu présomptueux se serait écrié : « *Eurêka* », j'ai trouvé. Pas Freud : fidèle à son scepticisme, il refusa de comprendre ce que ce souvenir pouvait avoir à faire avec l'action compulsionnelle. Il se limita à noter les points communs : « Courir à plusieurs reprises d'une chambre dans une autre», ainsi que « l'apparition de la femme de chambre ». C'est alors que, séduite sans doute par tant d'incrédulité, la patiente le conduisit à la table dans la deuxième chambre, et le fit découvrir sur son napperon une grande tache. « Elle expliqua aussi qu'elle se plantait près de la table de telle sorte que la fille qu'elle avait appelée ne pût manquer de voir la tache » : voilà l'élément qui finit par lever le doute freudien sur le rapport intime de la scène qui avait succédé à la nuit de noces et l'action compulsionnelle actuelle[31]. Où l'on voit également que le scepticisme a en analyse la fonction supplémentaire de laisser l'initiative à l'autre, d'inviter à aller plus loin et de relancer ainsi le désir de savoir.

Selon l'interprétation que Freud donne à ce moment là, « la patiente s'identifie à son mari ; c'est lui qu'elle joue en imitant sa course d'une chambre dans l'autre ». Ce faisant, elle remplace pourtant le lit et le drap par la table et le napperon. Le recours à la symbolique du rêve autorise Freud à faire le pas suivant : « La table et le lit réunis font le mariage ; il est alors facile que l'une soit là pour l'autre »[32], écrit-il, un brin amusé. Le symptôme apparaît déjà à présent comme « une représentation, répétition de cette scène importante » du souvenir. Mais il ne se limite pas à répéter simplement la scène, il la prolonge et la corrige. Contrairement à la remarque irritée de son mari, qu'on ne pourrait qu'avoir honte devant la fille, la patiente appelle sa femme de chambre pour étaler triomphalement la tache sous ses yeux. Son mari, dont elle joue le rôle *via* son symptôme, n'a donc pas à avoir honte, la tache est bien là, au bon endroit et l'impuissance est corrigée, annulée. À travers le symptôme, la scène est « retournée dans le bon sens »[33] !

Nous constatons jusqu'ici qu'il n'est pas forcé de dire que le symptôme a un sens et qu'il est relié à l'expérience intime de la vie du sujet. Il est, pour faire une digression lacanienne, vérité qui s'énonce, vérité mise en forme. En même temps, il réalise un échafaudage signifiant, venant à la place d'un signifiant refoulé (ici, l'impuissance du mari), ignoré du sujet en même temps qu'il le représente par substitution métaphorique. Avec l'axiome lacanien du sujet, énonçant qu'« un signifiant représente le sujet pour un autre signifiant », on pourrait dire que le symptôme, l'action compulsionnelle « la table et le napperon » représente la patiente pour un autre signifiant : « le lit et le drap », signifiant de l'impuissance du mari (la tache étant le symbole qui permet d'établir le lien). Le retournement dans le bon sens indique la référence au sexuel : une des caractéristiques du symptôme c'est d'apporter une satisfaction substitutive (*Ersatz*) au défaut de satisfaction dans la vie sexuelle du sujet. Le symptôme de la patiente de Freud est sous cet angle exemplaire : il vient signifier son désir. Qu'est-ce à dire ? Quel est ce désir qui se fait représenter dans son symptôme ?

Écoutons Freud : « L'action compulsionnelle dit donc : Non, ce n'est pas vrai, il [le mari] n'avait pas à avoir honte devant la femme de chambre, il n'était pas impuissant ; à la manière d'un rêve, elle représente ce souhait comme accompli dans une action présente, elle sert la tendance à élever son mari au-dessus de son déboire d'alors. »[34] Cette interprétation est renforcée par tout un cortège d'éléments qui entourent le symptôme, le situant dans l'existence du sujet au moment de l'analyse : « Cette femme vit depuis des années séparée de son mari, et elle lutte avec l'intention de faire casser son mariage par la voie judiciaire. Mais pas question qu'elle en soit quitte ; elle est contrainte de lui rester fidèle, elle se retire du monde de toutes les manières pour ne pas entrer en tentation, elle excuse et grandit sa manière d'être dans son imagination. » Pour Freud, « le secret le plus profond de sa maladie est que, par celle-ci, elle met son mari à l'abri des ragots, justifie sa séparation de lui [...] et lui permet de mener une vie à part confortable »[35]. Mais la question se pose : qu'est-ce qu'elle y trouve ce faisant, et qu'est-ce qui justifie un tel prix, une telle abnégation ?

Nous sommes ici dans la même situation qui faisait dire à Freud, dans « Le cas Dora », que « l'incapacité de répondre à la demande réelle d'amour est un des traits caractéristiques de la névrose ». Celle-ci aurait ainsi pour fonction de mettre le sujet à l'abri de son désir. La belle cause endossée par la patiente de Freud en voulant laver son mari de sa défaillance sexuelle, n'est-elle pas plutôt un prétexte pour ne pas prendre le risque de s'exposer à une situation réelle d'amour ? L'amour serait comme un pari dont sa maladie l'en préserve, mais à quel prix ! On comprendra dans ce sens ce que Freud écrit dans la suite de « Dora » : « Les symptômes de la maladie sont, très exactement, l'activité sexuelle des malades. »[36] À travers eux se réalise un substitut de satisfaction, ce qui entraîne un décentrement général de l'axe de la vie du sujet : le symptôme constitue le cœur de l'existence, il est aux premières loges, autour de lui s'organise le rapport à la réalité la plus concrète, ainsi qu'à autrui.

C'est donc en apportant « une satisfaction qui vient se substituer à celle qui fait défaut dans la vie », comme le répète Freud plus loin (dans la 19e conférence, sur la résistance et le refoulement), que le symptôme articule *Sinn* et *Bedeutung*, dimension signifiante et réel sexuel. Il retourne le souvenir dans le bon sens en articulant de façon mœbienne sens et jouissance. « Son symptôme obsessionnel lui donne ce dont elle éprouve un désir douloureux, rehausse son mari, dénie, corrige ses faiblesses, avant tout son impuissance. Ce symptôme est au fond l'accomplissement d'un souhait, tout à fait comme un rêve, et plus précisément, ce que le rêve n'est pas à chaque fois, l'accomplissement d'un souhait érotique. »[37] C'est sans doute pour cela que les symptômes restent fixés, du fait de leur articulation à la jouissance, alors que les rêves s'effacent le plus souvent avec la nuit.

UN MARIAGE NON CONSOMMABLE ?

Nous venons de voir qu'à travers son symptôme, la patiente de Freud continue d'une certaine manière à vivre avec son mari : tout en en étant séparée, son existence tourne en réalité autour de lui. Elle reste, comme le dit Freud au début de la 18e conférence, fixée à un segment déterminé de son passé, dont elle ne sait se dégager et, pour cette raison, elle est rendue étrangère au présent et à l'avenir. Confinée dans sa maladie, elle y vit comme retirée dans un couvent. Par ses symptômes, elle poursuit son procès avec son mari : comme dans un deuil, elle plaide pour lui, l'excuse, le rehausse, déplore sa perte. Freud voit la raison « qui fait peser sur elle cette fatalité »[38] dans le fait que le mariage ait été effectivement rompu. « Bien qu'elle soit jeune et désirable par d'autres hommes, elle a pris toutes les précautions réelles et imaginaires (magiques) pour lui garder sa fidélité. Elle ne se montre pas à des yeux étrangers, néglige son apparence [...] refuse de signer de son nom, ne peut faire de cadeau à personne, au motif que personne ne doit avoir quelque chose d'elle. »[39] Notons ici qu'un texte de 1907 contient des éléments supplémentaires sur cette vie recluse et empêchée, marquée du sceau des symptômes. Nous apprenons entre autre que la dame se voyait contrainte de s'asseoir toujours dans le même fauteuil, qu'elle ne parvenait à quitter car : « On se sépare à grand peine de celui sur lequel on s'est une fois assise », comme elle disait, associant ce faisant le fauteuil au mari auquel elle restait fidèle[40]. Ce qui montre que Freud connaissait cette patiente bien avant la rédaction des conférences. Pourquoi alors a-t-il choisi ce cas pour exposer la formation du symptôme à ses auditeurs par temps de guerre ?

D'abord, Freud semble en avoir été éminemment surpris : « Comment, par quelle voie et en vertu de quels motifs en vient-on à une position aussi étrange et aussi désavantageuse par rapport à la vie ? » s'interroge-t-il, tout en constatant qu'il s'agit là d'un caractère général de la névrose. Surgit alors sous sa plume une nouvelle allusion à la « guerre actuelle » et les pathologies qu'elle a produites, notamment les « névroses traumatiques ». C'est que justement celles-ci se caractérisent par « une fixation au moment de l'accident traumatique », qui se répète souvent dans les rêves des victimes. Comme si, pour ces sujets, la situation traumatique « se trouvait devant eux au titre de tâche actuelle non maîtrisée ». Or pour Freud ce qui est non maîtrisé renvoie à la question de la quantité d'excitation, à savoir la dimension *économique* des processus psychiques. « L'expression "traumatique" n'a pas d'autre sens qu'un tel sens économique. Nous appelons ainsi une expérience vécue qui apporte à la vie psychique, en un bref laps de temps, un accroissement de stimulation si fort que la liquidation ou l'élaboration de celui-ci suivant les normes habituelles échoue, d'où résultent nécessairement des perturbations durables dans la gestion de l'énergie. »[41] Le facteur économique (la quantité) est celui qui produit la fixation, car il est nécessaire pour causer des perturbations durables, et produire le symptôme.

À partir de cette analogie entre traumatisme de guerre et traumatisme sexuel, Freud affirme que « la névrose serait assimilable à une affection traumatique et naîtrait de l'incapacité à liquider une expérience vécue avec un coefficient affectif excessif »[42]. Ainsi, la patiente dont nous avons étudié avec Freud l'action compulsionnelle si remarquable « ne s'est pas remise du caractère non consommable de son mariage et est restée accrochée à ce trauma »[43]. On ne peut manquer de relever que Freud parle ici du caractère *non consommable* (*Undurchführbarkeit*) du mariage au lieu de dire simplement que celui-ci n'a pas été *consommé*. Comme s'il venait par cette nuance souligner qu'il y avait quelque chose d'impossible au départ de la situation, inscrit dans le désir, et de cet impossible la non consommation de l'acte sexuel n'aura été que la métaphore. Cet impossible rendrait compte de l'insistance du symptôme, qui revient et se répète inlassablement, comme une voix qui résonne dans le désert, avant d'être éventuellement entendu et interprété. Pour cet impossible, Lacan a forgé sa formule : « il n'y a pas de rapport sexuel » ; est-ce que ce passage freudien en est l'anticipation ?

Nous voyons que la définition du traumatisme qui fait appel au facteur économique, quantitatif, pour exprimer la disproportion, l'inadéquation entre le coefficient affectif élevé d'une situation ou représentation et les capacités limitées du sujet d'y faire face n'est pas sans conséquences. Elle implique que le sujet se trouve devant le traumatisme démuni, comme s'il n'avait pas les moyens de l'intégrer, l'assimiler dans son système symbolique. Pour le dire autrement, c'est comme si le sujet manquait de mots à cet endroit, qui se révèle désormais pour lui un trou, un blanc, une béance insurmontable. Devant cette béance, Freud fait une nouvelle tentative d'en articuler les éléments mal ajustés, sens et réalité sexuelle : « La connexion avec la scène qui fait suite à la nuit de noces ratée et la tendresse qui motive la malade donnent, prises ensemble, le sens de l'action compulsionnelle. »[44] S'il tient à produire cette articulation, c'est que sans elle la psychanalyse s'effondre comme un château de cartes, privée d'une prise sur le réel et condamnée à l'éternelle relance du sens. Ce souci d'articulation au réel parcourt comme un fil rouge les conférences[45].

Le sens de son symptôme était resté inaccessible à la patiente alors qu'elle exécutait l'action compulsionnelle ; Freud compare sa conduite à celle d'une hypnotisée qui exécute des ordres dont elle ignore qu'ils lui ont été donnés sous hypnose et qui du coup, n'ont apparemment pas de sens pour elle. Il cite l'exemple d'un sujet auquel Bernheim « donnait l'ordre d'ouvrir un parapluie dans la salle des malades cinq minutes après son réveil, qui exécutait cet ordre à l'état de veille, mais ne savait pas quel motif donner à son acte ». L'hypothèse de l'inconscient a été formulée pour rendre compte de ce type de phénomènes : « C'est un dispositif de ce genre que nous avons en tête lorsque nous parlons de processus psychiques inconscients. » Or l'hypothèse de l'inconscient ne peut être écartée d'un revers de la main, comme étant simplement « une façon de parler » (Janet) qui ne serait rien de réel. « Quelque chose qui ne serait pas réel et dont émanent des effets aussi réellement tangibles qu'une action compulsionnelle »[46] paraît à Freud, à juste titre, absurde.

Nous sommes ici devant la racine de ce que Lacan appellera division du sujet, en reprenant le terme freudien de *Spaltung* entre états psychiques séparés. Freud : « Toujours et partout, le sens des symptômes est inconnu du patient » et ce caractère inconscient est la condition *sine qua non* de la possibilité d'existence du symptôme, car : « À partir de processus conscients ne se forment pas de symptômes. » D'où il s'ensuit que cette proposition au raisonnement circulaire prend des accents d'universelle affirmative, s'érigeant en principe : « La possibilité de donner un sens aux symptômes névrotiques par l'interprétation analytique est une preuve inébranlable de l'existence – ou, si vous préférez, de la nécessité de l'hypothèse de *processus psychiques inconscients*. »[47] C'est un morceau d'anthologie. Le statut épistémologique de l'inconscient est fondé expressément sur le sens du symptôme tel qu'il s'articule à la réalité sexuelle. La possibilité même d'existence des symptômes, conclut Freud dans ce passage qui me semble capital, se trouve de surcroît dans un rapport de représentation (*Vertretung*) avec le caractère inconscient. Les symptômes sont ainsi comme les représentants de l'inconscient.

Plus loin, dans la 23e conférence, Freud en vient aux « voies de formation des symptômes », pour y accorder aux fantaisies la place déterminante de maillon intermédiaire. Ainsi considérées, les fantaisies posent alors la nécessité d'une modification de la conception de la réalité. Les scènes infantiles sont dans la plupart des cas « un mélange de vrai et de faux », représentations d'expériences vécues aussi bien que de fantasmes. Pour tenir compte de l'absence d'indice qui différencie les fantaisies des événements vécus (suite à l'abandon de la *neurotica*) il faudra inventer la réalité psychique. Freud affirme donc que les fantasmes possèdent une réalité psychique et « dans le monde de la névrose, c'est la réalité psychique qui est déterminante ». C'est qu'elle permet de « mettre sur le même plan » fantasme et réalité, leur accordant une égale valeur. Or il est remarquable que dans l'histoire des névrosés, certains éléments se répètent immanquablement. Freud cite « l'observation des rapports entre les parents, la séduction par une personne adulte et la menace de castration ». À leur tour, ces éléments (structuraux) ne sont pas forcément dénués de réalité matérielle, mais lorsque celle-ci manque, l'enfant lui supplée le fantasme. Tout se passe donc comme si ces éléments étaient « nécessairement requis », et comme s'ils faisaient partie d'un « fonds permanent de la névrose »[48]. Ce sont les fantasmes originaires. « Après cette correction, les traumas sexuels infantiles ont été, en un certain sens, remplacés par l'infantilisme de la sexualité », dira Freud en conclusion de ce remaniement théorique.

Si par conséquent « le repli de l'investissement érotique (libido) sur le fantasme est donc ici l'étape intermédiaire sur le chemin qui mène à la formation des symptômes »[49], ce dernier se définira plus justement comme l'expression et la réalisation d'un fantasme inconscient servant à accomplir un désir. Et on voit pourquoi il ne peut s'agir, dans une cure, de prendre le symptôme pour « cible », comme on dit aujourd'hui dans les thérapies qui se veulent modernes mais poussent sur le sol de la méconnaissance. Il ne peut s'agir de l'éradiquer, comme dans le modèle médical, où l'on vise le retour à l'état antérieur à la maladie, défini comme étant celui de la santé. Le symptôme, nous l'avons vu, est trop étroitement lié au sujet pour être ainsi traité. Dans sa formation préside le fantasme inconscient qui est l'organisateur véritable, pour chacun, de l'existence. Le symptôme est la face visible de l'étoile sous laquelle quelqu'un est né : il exprime l'histoire subjective, la vie intime, la relation à autrui, le rapport singulier d'un être au langage. On ne peut lui opposer des recettes d'apprenti sorcier : ainsi, une séparation d'avec l'objet d'amour, comme dans le cas que nous avons étudié, peut être catastrophique. L'analyse ne consiste pas à ce que l'on soit libéré du symptôme : elle se limite à ce qu'on découvre pourquoi on y est empêtré. Freud a-t-il livré son interprétation à sa patiente ? « Je l'aurais peut-être aidée, dit-il, si un hasard pernicieux n'avait réduit mon travail à néant – peut-être que je vous en parlerai aussi... » Une fin digne d'un dialogue socratique !

Ceci amène une dernière remarque. À notre époque scientifique, dont le discours officiel se constitue par refoulement de la question du sujet, la psychanalyse fait elle-même office de symptôme. Non seulement du fait qu'en son sein s'observe le retour du refoulé : l'émergence avec force de ce sujet oublié. Mais surtout parce qu'elle a affaire à un sujet divisé, clivé du fait de l'inconscient. En cela, l'analyse est irréductible au champ de la science tout en y étant étroitement associée. Loin d'être, ou de pouvoir être, le lieu de capitalisation d'un savoir conquérant sur le psychisme, elle serait

plutôt un lieu d'où on puisse interroger la science dans ses apories, qui sont la métonymie du manque à être du sujet lui-même, fondé sur son désir. Elle se situe à l'opposé de la tendance à « psychologiser » à outrance tous les aspects de la vie qui tendent à échapper au discours scientifique. Freud nous le montre dans ces conférences, qui sans se réfugier dans un corpus de connaissances dogmatiques, se déroulent comme un exercice d'écriture. Devant les profanes que nous restons toujours en matière d'analyse, il fait le pari de parcourir une nouvelle fois le trajet de ses découvertes, prenant appui sur la singularité des cas dans lesquels il nous fait découvrir la démarche analytique dans sa rigueur, qui consiste à se mettre à l'écoute du désir inconscient en bons sceptiques, sans croire ni condamner.

---

[1]Lacan (J.), *Les formations de l'inconscient*, Paris, Seuil, 1998, p. 136.

[2]Je dois à mon ami Philippe Koeppel le repérage en allemand des termes dans le texte original de Freud.

[3]Freud (S.), « Le petit Hans », in *Cinq psychanalyses*, Paris, PUF, 1954, p. 169.

[4]Cf. Freud (S.), *Lettres à Wilhelm Fliess*, Paris, PUF, 2006, p. 105-108. Souligné par Freud.

[5]Lacan (J.), « Conférence à Genève sur le symptôme » (1975), in *Le Bloc-Notes de la psychanalyse*, 1985, n° 5, p. 13.

[6]Freud (S.), *L'Homme aux rats, Journal d'une analyse*, Paris, PUF, 1974, p. 39.

[7]Cf. Frege (G.), *Écrits logiques et philosophiques*, Paris, Seuil, 1971, p. 103.

[8]C'est le parti que semble prendre Jacques-Alain Miller dans « Le Séminaire de Barcelone sur *Die Wege der Symptombildung* », in *Le symptôme charlatan*, ouvrage collectif, Paris, Seuil, 1998, p. 11-52.

[9]Freud (S.), *Conférences d'introduction à la psychanalyse* (1916-1917), Paris, Gallimard, 1999, p. 7-8.

[10]Freud (S.), *Nouvelles conférences d'introduction à la psychanalyse* (1933), Paris, Gallimard, 1984, p. 9.

[11]Freud (S.), *Conférences d'introduction à la psychanalyse*, *op. cit.*, p. 188 (9e conférence).

[12]Freud (S.), « Considérations actuelles sur la guerre et sur la mort » (1915), in *Essais de psychanalyse*, Paris, Payot, PBP, 1981, p. 7-40.

[13]Cf. Freud (S.), « Le petit Hans », *op. cit.*, p. 106 et 138.

[14]Diogène Laërce, *Vies, doctrines et sentences des philosophes illustres*, Paris, GF Flammarion, 1965, t. II, p. 191.

[15]Freud (S.), *Conférences…*, *op. cit.*, p. 312.

[16]Platon, *Lettre aux amis*, Paris, Éditions Mille et une nuits, 1996, p. 33.

[17]Freud (S.), *Conférences d'introduction à la psychanalyse*, *op. cit.*, p. 312.

[18]*Ibid.*, p. 315.

[19]*Ibid.*, p. 318-320.

[20]*Ibid.*, p. 333. Le traducteur souligne en note la parenté de ce vocabulaire avec le lexique nazi.

[21]*Ibid.*, p. 323-324.

[22]*Ibid.*, p. 326.

[23]Garnier (M.), Delamare (V.) et (J.), *Dictionnaire des termes techniques de médecine*, Paris, Maloine, 1945.

[24]Bloch (O.) et von Wartburg (W.), *Dictionnaire étymologique de la langue française*, Paris, PUF, 1975.
[25]Ce type de causalité est présent dans la pensée chinoise, comme l'a montré Philippe Julien.
[26]Freud (S.), *Conférences d'introduction à la psychanalyse*, *op. cit.*, p. 330.
[27]*Ibid.*, p. 330-331.
[28]*Ibid.*, p. 335.
[29]*Ibidem.*
[30]*Ibidem.*
[31]*Ibid.*, p. 335-336.
[32]*Ibidem.*
[33]*Ibid.*, p. 336.
[34]*Ibid.*, p. 337.
[35]*Ibidem.*
[36]Freud (S.), « Fragment d'une analyse d'Hystérie (Le cas Dora) », in *Cinq psychanalyses*, Paris, PUF, 1954, p. 85-86.
[37]Freud (S.), *Conférences d'introduction à la psychanalyse*, *op. cit.*, p. 380-381.
[38]*Ibid.*, p. 349.
[39]*Ibid.*, p. 349-350.
[40]Freud (S.), « Actions compulsionnelles et exercices religieux » (1907), in *Névrose, psychose et perversion*, Paris, PUF, 1973, p. 136-138.
[41]Freud (S.), *Conférences d'introduction à la psychanalyse*, *op. cit.*, p. 351.
[42]*Ibidem.*
[43]*Ibid.*, p. 352.
[44]*Ibid.*, p. 354.
[45]Cf. sur ce point Miller (J.-A.), « Le Séminaire de Barcelone sur *Die Wege der Symptombildung* », *op. cit.*
[46]Freud (S.), *Conférences d'introduction à la psychanalyse*, *op. cit.*, p. 354.
[47]*Ibid.*, p. 356.
[48]*Ibid.*, p. 467-471.
[49]*Ibid.*, p. 475.

Rejoindre le politique

Guy Dana

L'analyse est une traversée. C'est une traversée autant du transfert que du langage, où se dessine une réduction, une essentialisation. En gardant ce fil rouge de l'essentialisation, à l'instar de ce que figurent les nombres premiers en mathématiques, beaucoup de choses peuvent se décliner qui vont dans la même direction : rejoindre *in fine* le politique.

SE DÉPRENDRE D'UNE FIDÉLITÉ INCONSIDÉRÉE

Ce qu'en premier lieu l'on peut attendre d'une analyse, c'est de se déprendre d'une *fidélité* inconsidérée, c'est de subvertir les signifiants liés à l'Autre. Inconsidérée veut dire que cette fidélité n'avait pas été jusqu'alors interrogée. Il faut donc à certains égards *se trahir* pour éprouver cette liberté particulière à l'analyse, qui est sans commune mesure, et qui est d'abord une liberté de penser. Autrement dit, se tourner un peu plus résolument vers les autres, entendre ce qu'il ou elle dit, *être avec* d'une façon renouvelée, devient le but, aussi simple puisse-t-il paraître. C'est ce qui devrait s'espérer.

Car le névrosé, c'est l'étourdi, l'oublieux, celui ou celle qui n'écoute pas, toujours ailleurs dans les pensées, captif de l'imaginaire. On peut attendre de l'analyse une réduction de l'imaginaire, de tout ce qui est faussement totalisant. La question du phallus, pierre d'angle classique de la clinique psychanalytique, cesse de se conjuguer avec le verbe *être,* mais rejoint avec le verbe *avoir* une autre face du conflit psychique. Essentialiser va dans ce sens.

Pour approcher ce mouvement décelable dans le travail que nous menons avec les névrosés, il n'est pas inutile de le confronter avec ce qui se passe dans la psychose, où il y a au contraire comme un trop de lucidité, un trop de présence ou de proximité. La psychose, ça plombe ; au point que l'intention ici serait plutôt de distraire, d'alléger, de distancier. On le sait, la tâche est délicate. Là où avec nos patients psychosés, il s'agit de refermer, de construire l'intime, de gagner en silence ou en énigme supportable, avec les névroses c'est un mouvement d'une certaine façon inverse qu'il faut conduire pour se rapprocher des choses et des gens.

« Mieux il sera analysé, plus il sera possible qu'il soit franchement amoureux ou franchement en état d'aversion, de répulsion, sur les modes les plus élémentaires des rapports des corps entre eux par rapport à son partenaire. »[1] Cette remarque de Lacan illustre parfaitement, me semble-t-il, le mouvement de l'analyse vers une essentialisation. Le qualificatif *franchement* porte un ici et maintenant pleinement assumé, un engagement, éloigné autant que possible des tergiversations de la névrose et qui renvoie, comme dans une sorte de vertige rétroactif, à l'idée que *in fine* l'Autre n'existe pas[2] ! Cela ne peut se comprendre que rétroactivement, par la grâce du futur antérieur, là où auparavant la névrose de transfert avait en quelque sorte pris ses quartiers. Autrement dit, l'Autre n'existe que parce que la situation de transfert l'avait fait exister. La formule de Lacan, « le transfert est la mise en acte de la réalité de l'inconscient »[3], éclaire ce point : au-delà, lorsque le transfert chute, lorsque la prégnance de l'Autre chute, alors il devrait être possible qu'une relation plus immédiate, plus vraie voit le jour.

PLUS FORT QUE LE SYMPTÔME

Cela suppose que l'analyste soit plus fort que le symptôme, ce qui touche un second point d'essentialisation. Car plus fort que le symptôme veut dire que l'analyste ne le vise pas en propre. Plus fort veut dire : ne pas répondre dans l'adéquation, décentrer de telle sorte, comme le dit Freud, que la guérison s'obtienne comme un *bénéfice annexe*[4].

Nous sommes ici comptables de la méthode : l'analyse ne travaille pas frontalement avec les symptômes ; son intention à certains égards les dépasse, elle va au-delà. « La tâche de l'analyse n'est pas de rendre impossibles les réactions morbides mais d'offrir au Moi du malade la liberté de se décider pour ceci ou pour cela »[5], écrit Freud dans une note de bas de page de son essai *Le Moi et le Ça*. Le geste de l'analyste vise le décidable. Un espace conquis en l'Autre en est la condition, préalable à toute décision.

Lacan sur ce point voisine avec l'esprit de Freud : « Le but de l'analyse ne consiste pas à ce qu'on soit libéré de ses sinthomes, l'analyse consiste à ce qu'on sache pourquoi on est empêtré. »[6] Le choix du mot *empêtré* évoque ce que Freud écrivait à Lou Andreas-Salomé dans une lettre de 1915 : « Ce qui m'intéresse, c'est la séparation et l'organisation de ce qui autrement se perdrait dans une bouillie originaire. »[7] Là encore se fait entendre une intention de clarification, de simplification. Essentialiser, gagner sur le chaos, sur la confusion et surtout gagner en espace, faire valoir le *stabitat* dont parle Lacan.

L'analyse aboutit à considérer deux poids et deux mesures : face à ce travail d'essentialisation, le symptôme est d'une certaine façon poussé à se déplacer, « à se mettre en quête, d'une habitation malgré la privation de toute résidence »[8], selon la belle formule du philosophe Shmuel Trigano.

À terme, c'est la jouissance qui s'y rattache qui se trouve pat, comme aux échecs. C'est pourquoi il faut prendre au sérieux ce que dit Freud : que la guérison se donne comme *bénéfice annexe*. L'essentiel est ailleurs, comme si la méthode elle-même jouait sa partie, laissait en quelque sorte sa trace : éclairer la guérison et non pas la viser.

DE L'ASSOCIATION LIBRE À LA TRAVERSÉE DU LANGAGE

Mais une question insiste du côté de Freud : ce qui résulte d'une psychanalyse n'est-il pas congruent avec la méthode qu'il a lui-même inventée, en particulier avec ce qu'apporte la règle fondamentale ? Ce double fond que constitue la technique analytique dans le travail mené avec les analysants peut tout au moins nous servir d'appui.

Il y a chez Freud une intimité entre son travail de recherche et les spéculations que l'homme Freud n'a pas manqué de livrer en diverses circonstances. En voici deux exemples, sélectionnés l'un dans sa correspondance, l'autre dans le récit détaillé d'une cure publié par un analysant. On voit dans ces propos comment recherche, applications et spéculations personnelles sont liées : ce que Freud pense et qu'il a pu théoriser secondairement. Or, ce sont des éléments très précieux sur les finalités de l'analyse : « Quand je m'installe à mon travail, je me demande toujours ce qui va arriver et c'est cela qui me pousse irrésistiblement à travailler. »[9] Freud montre ici du goût pour la contingence, pour un évènement psychique qui n'est pas prévisible, pour tout ce qui surgit et fait évènement. La règle fondamentale, dont le principe est d'accueillir les idées incidentes, le plus anodin comme le plus sensible, ne serait-elle qu'une généralisation de cet attrait de Freud pour la contingence ? En réalité, c'est à la faveur de cet accueil, d'une idée à l'autre, d'une séance à l'autre, qu'un travail de fond s'effectue, un travail d'érosion qui n'est pas le moindre acquis de l'expérience. Ne doit-on pas soutenir qu'à terme, une psychanalyse modifie profondément la relation à l'inattendu, relation devenue moins défensive, laissant la place à une vacuité qui se suffit à elle-même, débarrassée de la tendance à vouloir y parer, à combler ? La relation plus pacifique avec l'inattendu supporte aussi l'énigme, ce qui veut dire moins de parade. En somme la réponse à l'inattendu n'est plus exclusivement phallique. Le féminin gagne aussi par cette porte.

Les psychoses, qui ne s'accommodent d'aucune vacuité et qui, est-il besoin de le rappeler, supportent assez mal la règle fondamentale, témoignent à l'inverse d'une incapacité à traiter l'inattendu. Elles comblent les vides, y suppléent par les voix, le délire ; et comme toujours, elles permettent à partir des impasses rencontrées d'approcher un peu mieux les névroses.

En somme cette disponibilité à ce qui vient, sans suspicion préalable, sans connoter ou orienter le signe de l'événement d'un surcroît de sens pourrait être un des acquis de l'analyse, tout au moins dans une cure de névrosé. Elle est en grande partie liée à l'association libre. L'analyse fonctionne à l'envers de la projection, rapatrie la causalité, fait taire la plainte en lui ôtant peu à peu tout argument de jouissance. En bref, elle déconstruit tout persécuteur. En définitive, il s'agit bien d'un mouvement d'essentialisation qui libère la libido pour de nouveaux investissements.

Un autre point lié à la règle fondamentale et à l'association libre mérite d'être souligné. Cette fois, la vacuité n'est pas du côté de l'accueil, elle est introjectée. Freud a constamment le souci d'un *espace* d'élaboration. Il veut respecter l'espace entre les mots autant que les mots et fait ainsi valoir une vacuité, un vide dont on peut dire qu'il est autant limite au discours, qu'espace créatif. Ce réel, il ne s'agit pas seulement de le *démasquer,* selon la formule de Serge Leclaire. Il me semble qu'un des enjeux de l'analyse est de parvenir à son introjection. C'est à ce titre que l'analyse devient traversée du langage, expérience de ce qui s'y produit à partir du langage, où le couple que forment ensemble espace et langage, réel et symbolique, est en travail constant. La relance du créatif est dans le fil de cette expérience. Il faut « prendre sur soi de ne pas disputer à l'inconscient sa position dirigeante dans l'instauration de la cohérence », dit Freud[10]. Ou encore, il est préférable de ne pas faire intrusion avec ses interprétations ou interventions alors que le patient est en train d'élaborer, sous peine de susciter une « frayeur qui sera définitive »[11].

Cela signifie que la vie psychique est associative. Cela signifie aussi que l'analyse *ouvre* la langue, la déplie, gagne d'une idée à l'autre en *étendue,* permet des extensions inédites, apporte à l'analysant une forme de réjouissance qui n'est pas sans effets sur ses propres trouvailles. Ainsi peut-on espérer qu'il se réapproprie un savoir. Comment ? Par le génie de la langue, par l'équivoque, par l'extension poétique ; ou banalement par le lapsus. Ceci distingue l'analyse de toute autre méthode où, à l'inverse, le savoir vient de l'extérieur : expérience inouïe, de retournement, à condition que l'analyste la conduise avec tact, fasse discrètement entendre cette traversée du langage : pour qu'advienne, entre deux contraires réciproques, le temps de comprendre. C'est ce qu'il convient de commenter.

Dans le « Petit discours » que Lacan fait aux psychiatres, le mot *précarité* revient très fréquemment. Ce terme qui insiste est lié à la question du sujet dont on sait qu'il se délègue, d'un signifiant à l'autre, dans les signifiants qui le représentent. La précarité veut signifier cet instant fugace, éventuellement ponctué par l'analyste, qui ouvre à l'entendement. Il est à espérer que l'analysant puisse se réapproprier ce savoir précaire, car c'est ce qui conduit l'analyse à se poursuivre. À l'inverse, là où les contraires réciproques deviennent lisibles, l'analyse trouve à penser les questions de la fin grâce à l'infinitude. Car c'est paradoxalement à partir de ce qui s'énonce de façon répétitive, de ce qui devient infinitude au sens d'une résistance indépassable qu'une issue pourra être élaborée : nommément la crainte d'une féminisation chez l'homme, comme chez la femme chez qui la manifestation du *Penis-Neid* témoigne d'une résistance au féminin !

PROPRE À L'ANALYSE, L'AMOUR DES COMMENCEMENTS

Une autre réflexion de Freud va prolonger la première réflexion sur l'inattendu en gardant des liens avec le mouvement d'essentialisation. En juillet 1956, dans un article de la *Revue française de psychanalyse*, Marie Bonaparte rapporte ce que Freud lui disait au cours d'une séance de travail : « "Un jour, me dit-il, tout meurt, la pensée humaine comme l'homme. La pensée survit 20 ou 30 ans et puis meurt à son tour." Je répliquai, dit Marie Bonaparte, que depuis plus de 3 000 ans Homère se lit toujours ! Donc Homère devrait disparaître ! Puis notre culture, l'humanité et la terre ! Freud répondit, imperturbable : "Pour quelles raisons quelque chose qui émane de l'homme devrait-il durer alors que l'univers entier périt ?" » Interloquée par cette réponse, Marie Bonaparte remarque : « Ce que vous dites est beau, mais triste ! » et Freud de rétorquer : « Pourquoi triste ? c'est la vie. C'est justement son éternel recommencement qui rend la vie aussi belle. »[12]

Nous retrouvons ici les idées de Freud sur la caducité, la *Vergänglichkeit*. Mais dans ce dialogue, la question est prise sous un autre angle : l'enjeu est la viscosité de la libido. Si les objets du passé auxquels nous sommes si attachés ne périssaient pas, la libido ne serait jamais libre et pour le sujet il n'existerait jamais rien de nouveau. La disparition des objets est nécessaire afin que la libido libérée en investisse d'autres, en invente d'autres, pourrait-on dire.

L'enjeu d'une analyse serait ainsi de permettre au patient de se détacher des objets du passé et de recommencer. L'instant de la création se cueille au lieu de la perte désinvestie. Lacan énonçait à Lyon en 1967 cette phrase toute simple : « La psychanalyse, c'est une chance de repartir. »[13]

Là encore, la méthode jouxte la visée : recommencer avec chaque patient, mais aussi remiser son énonciation à chaque séance. On sait de plus que refaire une tranche avec tel ou tel analyste n'engage pas le même récit. Dans le même esprit, je mets en pratique depuis des années une thérapeutique des psychoses, à partir d'une pluralité de lieux. Cette pluralité est nécessaire pour que la question du commencement puisse à chaque changement de lieu se reposer.

Bref, il y a dans l'analyse une éthique du commencement, dont le véritable enjeu est de rompre la pensée du destin, celle que la pulsion de mort affectionne évidemment.

Mais ne sommes-nous pas, là encore, dans la congruence avec la technique analytique ? Disons autrement : il y a entre l'engagement vers l'autre, l'accueil de l'inattendu, l'introjection d'un vide à visée créative et l'amour des commencements une synergie que la technique analytique porte en elle. Le mouvement d'essentialisation s'y vérifie, à charge pour l'analyste d'en mesurer les effets et la musique.

POURQUOI LA PSYCHANALYSE EST POLITIQUE

La psychanalyse est politique non pas dans son intention mais dans ses conséquences : subvertir la notion de sujet, lever les interdits de pensée, faire jouer l'inadéquation et l'incomplétude, cela entraîne nécessairement des effets dans le lien social. Comment en serait-il autrement ?

Notre monde, disent les économistes, est en profonde mutation ; quelque chose se cherche. Mais en attendant, le maître moderne interdit le détour, fixe la ligne droite de la performance et proscrit l'incertain. Un tel discours ne tend-il pas à effacer l'équivoque et la mise en perspective, pour produire une société où seule prévalent la norme, l'objectivation, l'adéquation ? « Un monde qui balaye la frontière entre les hommes et les choses », dit Danièle Epstein, « un monde pour des individus hypnotisés par l'objet », ajoute Annick Galbiati : détournés qu'ils sont des véritables enjeux ?

Éradication des symptômes pris pour cible, multiplication des fichiers et des caméras, mise en veille de l'opinion, politique sécuritaire, empire de l'évaluation : ces différentes restrictions de l'espace atteignent dans son principe l'élaboration, la pensée et font que la réalité colle au signifiant et finit par atteindre la langue. Plus question de métonymies, de métaphores, de rêves, la langue est, comme le disait Rabelais, gelée : c'est une novlangue qui peu ou prou nous cerne, chacun doit être transparent et conscient de l'être. Foucault déjà nommait *panoptisme* cet idéal inspiré de la prison modèle inventée par Bentham, chef de file des utilitaristes. Ajoutons l'omniprésence du principe de précaution pour évoquer en définitive une forme de psychose.

Ces profondes mutations génèrent des points aveugles et des interdits de pensée sans précédent. Quelle distance avec cet accueil de l'inattendu à quoi conduit l'analyse ! L'analyse est aujourd'hui un antidote, l'antidote de la modernité. Non qu'elle vise le retour en arrière. Mais elle permet l'esquive, la résistance, déjoue les pièges, reconstruit le symptôme là où il se fonde. Antidote, quant la transparence érigée en rhétorique va à ce point à l'encontre de l'origami de la vie psychique ; antidote encore quand la multiplication des normes et des protocoles entraîne soumission et savoir anonyme ! N'est-ce pas l'envers absolu de cet amour des commencements qui caractérise l'analyse, de cette réappropriation du savoir que nous recherchons pour l'analysant, de cet événement du sujet ?

Prendre la mesure de ce qui aujourd'hui détourne le conflit psychique, de ce qui induit constamment une promesse de jouissance, de ce qui produit une incarcération du sujet est aujourd'hui impératif et c'est ce qu'on peut espérer d'un psychanalyste.

---

[1]Lacan (J.), Séminaire VIII, *Le transfert*, Paris, Seuil, 1991, séance du 8 mars 1961, p. 220.

[2]Lacan (J.), « Subversion du sujet et dialectique du désir », *Écrits*, Paris, Seuil, 1966, p. 826.

[3]Lacan (J.), Séminaire XI, *Les quatre concepts fondamentaux de la psychanalyse*, Paris, Seuil, 1973, p. 159.

[4]Freud (S.), « Psychanalyse et théorie de la libido », in *Résultats, idées, problèmes*, tome II, Paris, PUF, 1995, p. 69.

[5]Freud (S.), « Le Moi et le Ça », in *Essais de psychanalyse*, Paris, Payot, 2001, p. 294.

[6]Lacan (J.), Livre XXV *Le moment de conclure*, séance du 10 janvier 1978 (non publié).

[7]Andreas-Salomé (L.), *Correspondance avec Sigmund Freud*, Paris, Gallimard, 1970, p. 122-123.

[8]Trigano (S.), *Le temps de l'exil*, Paris, Payot, 2001, p. 32.

[9]Propos rapportés par H. Knœpfmacher, « Freud and the B'nai B'rith », in *Journal of the American Psychoanalitic Association*, n° 27, 1979.

[10]Freud (S.), « Le maniement de l'interprétation des rêves en psychanalyse », in *La technique psychanalytique*, Paris, PUF, 2007, p. 68.

[11]Freud (S.), « Sur l'engagement du traitement », in *La technique psychanalytique*, Paris, PUF, 2007, p. 125.

[12]Propos rapportés par Marie Bonaparte dans un article intitulé « Deux penseurs devant l'abîme », in *Revue Française de psychanalyse,* n° 3, Paris, PUF, juillet/ septembre 1955.
[13]Lacan (J.), Conférence à Lyon, 1967 : « Place, origine et fin de mon enseignement », in *Mon enseignement,* Paris, Seuil, 2005, p. 56.

Abords

Analyse, thérapie, pathologie
Les tourniquets de nos guérisons

Michel Hessel

Pouvons-nous croire à une psychopathologie partageable entre les psychanalystes et un public éclairé (philosophes, médecins, psychologues, éducateurs) quoique indemne de l'épreuve de l'analyse ? Comment faire sans un minimum de cette croyance, de cet appui sur l'« interlocuteur impartial », pour élaborer la moindre pratique qui s'inscrive dans un lieu tiers entre le lieu de la cure et celui de la connivence communautaire ?

Cette adresse publique constitue toujours un franchissement vertigineux qui restitue au praticien sa propre mise de parole sans laquelle il se retrouve déboussolé dans les flux indomptables des transferts. Parole au-dehors, condition d'un silence rendu à sa plus analphabète nativité dans le lieu où parle l'analysant.

Nous voici réduits à supporter cette double contrainte que le frayage lacanien pourrait écrire ainsi : il faut de l'autre pour soutenir qu'il n'y a pas d'Autre de l'Autre.

PREMIER ÉTAGE : RAYON REBUTS ET RÉBUS

Les rencontres avec l'écriture psychanalytique et ses rebuts dans le champ culturel font des petits. Certaines personnes y trouveront l'identification d'un mal en souffrance d'être constitué comme tel avant même que d'être éprouvé. Traversées de textes en quête d'auteurs, à l'instar de ces pathomimies qui ont tramé les écritures préhystériques de la psychanalyse : épilepsies, hypnoses et périodes. Toux de Dora et mise bas de la jeune homosexuelle, calculs de rats et cauchemars de loups, tout un cortège de signaux vient peut-être autant indiquer une postérité d'actes qu'une invariance de structure. Postérité de faits gageant que la souffrance prend rendez-vous avec le dire.

À charge, pour la psychanalyse, de laisser sa chance au singulier en souffrance d'inscrire une découpe inédite sur le fond confondant des jouissances identitaires : la servitude volontaire n'est jamais avare de s'offrir au nom du UN.

DEUXIÈME ÉTAGE : LA BONNE À TOUT FAIRE

Le vocabulaire psychanalytique, aplati à cette fin par une typologie de caricature, n'a pas manqué de concourir à divers discours de maîtrise tant dans le champ socio-juridique que dans les institutions et entreprises. Cette dérive est d'autant plus pernicieuse qu'elle sert au premier chef l'exclusion de l'étranger et l'hallucination collective d'une norme.

Nomination par le groupe de ce qui lui fait extérieur unifiant, elle échappe à toute discipline de réel : on parle entre experts.

Il y a là une aubaine pour les entreprises de conditionnement mental qui se parent des couleurs de la cure d'âme pour mieux écraser les résistances de la parole et des larmes, de la différence sexuelle toujours inégale et des résurgences de l'ancestral, toujours déplacées.

TROISIÈME ÉTAGE : RAYON ETHOLOGIE-ÉTIOLOGIE

Où dénicher le pathologique dans ses conditions de formation spontanées ??? À question idiote réponse idiote : au café du coin. L'éviction de la psychanalyse hors des champs thérapeutiques « sérieux » (évaluables) pourrait bien réduire les analystes en formation au retour en force d'une violence de l'interprétation que l'accueil au sein d'équipes pluridisciplinaires pouvait parfois tempérer.

Les aiguillages lents d'une certaine psychiatrie de secteur qui laissaient au temps le temps à la faveur d'inscriptions de lieux sont en déroute. Pour des générations de psychanalystes qui ont pu être pour une part instruits par les murs de l'asile et leurs murmures, la situation actuelle est douloureuse à penser. Ce que nos aînés ont frayé, jamais sans transgressions fondatrices, sera-t-il à nouveau franchissable pour les générations futures ?

L'ÉCART ET LE RÈGLEMENT : DIVORCE AVEC FIN ET SANS FIN

La double contrainte évoquée plus haut ne peut être toute imputée à la maldonne sociale. Elle reste rivée aux fondements de l'acte psychanalytique et de la dynamique du symptôme qu'il emporte avec lui. On pourrait en schématiser le contour en évoquant, ce qui rime drôlement avec la stratégie perverse, un désaveu et un clivage.

Désaveu de posture : l'analyste s'offre à une version du désir de savoir sans en dénoncer l'inessentialité (qui le loge). Contrepoint de ce désir, une réserve de l'analyste quant à sa capture par l'intrigue lui fait bord instable, à ne s'y laisser confondre que par surprise.

Clivage de méthode : pas de représentation d'attente qui tienne à l'écoute, et moins que toute autre celle de la guérison, condition à ce qu'elle s'y ajoute d'elle-même.

Comment régler les conditions d'un acte ? Comment procéder autrement qu'à corps défendant ? Serait-ce l'entrelacs du transfert qui en appelle à tous nos soins ? Ou bien tout à l'inverse s'agit-il plutôt d'en escamoter les restes parasitaires afin de rendre au corps réel toute sa dimension d'étrange lorsque se clôt la rencontre ?

Avec tous ces petits cailloux dans sa chaussure, la psychanalyse ne peut se fondre sans reste dans un projet de guérison collective de l'âme humaine : elle reste séparée des objets culturels et cultuels, censés concourir à un progrès tempéré, aux côtés de la Science, de la vie de l'esprit et des renoncements pulsionnels au profit du lien collectif. Les totalitarismes sont là pour nous rappeler combien le mieux conduit au pire, combien l'unien fait le lit du retour de thanatos désintriqué.

D'UNE GUÉRISON L'AUTRE

À s'établir soi-même que reste-t-il de l'auteur ? L'institut rêvé par Freud dans *La question de l'analyse profane* peut-il exister ailleurs que dans l'ailleurs des psychanalystes : linguistique, littérature, histoire des religions... ?

Indispensable d'y ajouter la pathologie, certes. Mais laquelle ? Celle du transfert et des moments psychotiques à traverser dans une cure ou bien celle des critères justifiant l'intervention d'un tiers médical ? Une psychopathologie de la présentation des espèces morbides, une hygiène de la fabrique du cas ou encore un enseignement au lit du malade ?

La réglementation des psychothérapies menace les psychanalystes d'avoir à justifier leurs silences. Ce qui est impossible à quiconque observe la rigueur de la méthode de Freud. D'où l'embarras qu'il y a à s'asseoir aux côtés du législateur sans sombrer dans des tourbillons de toute-puissance ou de paralysie.

La fascination par les idéaux de réparation ou de séparation ne peut manquer de hanter toutes nos tentatives de positionnement de l'analytique par rapport aux catégories des discours gestionnaires.

Le je-nous des psychanalystes est boiteux. Il se dérobe comme une foule éphémère se refuse à se stabiliser, à opiner du chef.

La dimension désobligeante de l'invention de Freud ne cesse pas de ne pas s'inscrire au registre des biens de la Cité. Le risque fou que prennent celles et ceux qui se fient aux dires d'un malaise pour en instruire leur choix auprès de nous nous engage cependant bien au-delà de ce qu'on en sait.

La psychopathologie analytique propre à tout psychanalyste

Jean-Pierre Lehmann

Il est assez remarquable que le dictionnaire *Le grand Robert*, qui donne de la « psychopathologie » cette définition : « Étude théorique du fait psychiatrique sous ses différents aspects, entrant dans le projet d'une science de la maladie mentale » y ait ajouté une citation de M.-L. Lacas-Mondszain, extraite du *Manuel de psychiatrie* de Porot (1975) : « La psychopathologie générale, réflexion sur les différentes démarches d'intelligence du fait clinique psychiatrique, tente de dépasser le problème organo-psychique qui infiltre les théories de préjugés métaphysiques. Son problème est maintenant de trouver un langage qui rende compte d'une expérience particulière en ceci que sa structure est elle-même celle du langage... »

L'allusion aux préjugés métaphysiques montre que l'influence de la pensée freudienne n'en est pas absente. Dans la dernière page de *Psychopathologie de la vie quotidienne*, Freud avait en effet écrit : « Entre l'état nerveux normal et le fonctionnement nerveux anormal, il n'existe pas de limite nette. Le caractère commun aux cas les plus légers comme les plus graves, consiste en ce que tous les phénomènes en question, sans exception aucune, se ramènent à des matériaux psychiques incomplètement refoulés et qui, bien que refoulés par le conscient, n'ont pas perdu toute possibilité de se manifester et de s'exprimer. »[1]

Ce qui signifie clairement, par la mention du refoulement, que la notion freudienne de psychopathologie est inséparable de sa métapsychologie.

Quelques pages auparavant, il introduisait ce terme (déjà utilisé dans sa correspondance avec Fliess) : « L'obscure connaissance des facteurs et des faits psychiques de l'inconscient [...] se reflète [...] dans la construction d'une *réalité suprasensible*, que la science retransforme en une *psychologie de l'inconscient*. On pourrait se donner pour tâche de décomposer, en se plaçant à ce point de vue, les mythes relatifs au paradis et au péché originel, à Dieu, etc. et de traduire la *métaphysique* en *métapsychologie*. »

UNE NOSOGRAPHIE REPOSANT SUR UNE MÉTAPSYCHOLOGIE

En cette mise à distance de la métaphysique, Freud rejoignait Karl Jaspers, qu'il n'a cependant jamais cité alors que Jaspers a lu ses œuvres et en a fait la critique. Mais dès l'introduction de son traité intitulé *Psychopathologie générale*, Jaspers avait écrit : « Une frontière est imposée au psychopathologue par le fait qu'il ne peut jamais dissoudre l'individu en une série de concepts psychologiques. Plus il range les faits sous les concepts, plus il distingue et définit de choses caractéristiques et normales, plus il reconnaît que quelque chose d'inconnaissable se cache à lui qu'il peut comprendre, sentir, prévoir, mais qu'il ne peut saisir et capter. Comme psychopathologue, il lui suffit de savoir que tout individu est un infini inépuisable : comme homme, il peut en outre voir plus loin ; mais si d'autres aussi voient cet au-delà merveilleux, il ne doit pas y introduire sa psychopathologie. Car les estimations morales, esthétiques, métaphysiques sont tout à fait indépendantes des estimations et dissections psychopathologiques. »[2] La pensée de l'introducteur de la phénoménologie dans le champ de la psychopathologie était, au moins là, en accord avec celle de l'inventeur de la psychanalyse.

Si nous regardons ce que Freud disait en 1916, dans ses *Leçons d'introduction à la psychanalyse*[3] (la 16e leçon et les suivantes), nous pouvons voir ce qu'incluait à cette époque l'étude de « la psychopathologie freudienne » : « La fixation au trauma, l'inconscient », « Résistance et refoulement », « La vie sexuelle de l'être humain », « Le développement de la libido et les organisations sexuelles », « Les points de vue sur le développement de la régression. L'étiologie », « Les voies de la formation des symptômes », etc.

De plus, dans l'avant-dernière leçon, il parlait du « transfert ». Point qui mérite bien d'être souligné car il est, à mon avis le lieu d'articulation centrale de l'exploration et de la transmission de la psychopathologie psychanalytique.

Nous pouvons donc ainsi définir clairement (de mon point de vue) en quoi consiste la psychopathologie analytique. C'est une théorie de la nosographie analytique reposant sur les divers mécanismes et processus psychiques à l'œuvre, décrits par Freud et ses successeurs dans le cadre de ce que, depuis Freud, nous appelons « métapsychologie ».

Cette nosographie a été définie et remaniée par Freud au cours de ses avancées cliniques et théoriques, et encore remaniée après lui par quelques grands successeurs. Elle nous sert de cadre théorique dans notre propre réflexion sur notre pratique et elle fait que la psychopathologie analytique diverge quelques fois radicalement d'avec d'autres psychopathologies, implicites ou explicites dans les psychothérapies présentées sur l'éventaire quasi officialisé par les initiatives législatives récentes.

Cela dit, nous pouvons parler d'évolution et de transformations de ladite psychopathologie (et de sa métapsychologie corrélative), de par les apports des successeurs de Freud, M. Klein et les kleiniens, J. Lacan et les lacaniens, F. Dolto pour en citer quelques-uns.

Il serait intéressant de brosser un tableau des psychopathologies kleinienne, lacanienne, doltoïenne et autres, ne serait-ce que pour voir ce que chacune a apporté. Je me contenterai cependant d'évoquer la psychopathologie winnicottienne. Car il en existe bien une, que je vais tenter de présenter brièvement.

LA PSYCHOPATHOLOGIE WINNICOTTIENNE

Winnicott en a parlé dans différents exposés. Ainsi peut-on la découvrir dans la conférence faite en 1963 à la Société psychiatrique de Philadelphie, *Psychiatric disorder in terms of infantile maturational processes*. Dans le volume où cette conférence a été reprise, *The Maturational Processes and the Facilitating Environment*, en haut de chaque page de ce texte, l'éditeur a fait écrire : « A THEORY OF PSYCHIATRIC DISORDER », si bien que dans l'édition française (« Processus de maturation chez l'enfant »), le titre est devenu « Théorie des troubles psychiatriques en fonction des processus de maturation »[4]. De fait, c'était bien sa théorie des affections psychiatriques que Winnicott avait exposée aux psychiatres de Pennsylvanie. La lecture de ce texte montre que sa conception des troubles psychiatriques était un rejeton de cette théorie. D'elle, il a écrit peu avant sa mort que c'était sa seule compagne au cours de l'exploration d'un cas nouveau, qu'il la portait en lui, qu'elle était devenue partie de lui-même, à laquelle il n'était pas obligé de se référer délibérément. « C'est la théorie du développement affectif de l'individu qui comporte pour moi l'histoire complète de la relation individuelle de l'enfant à son environnement. » Il est important de bien relever les deux indications de cette phrase : développement affectif et relation à l'environnement. Car ce sont ces deux éléments qui structurent l'exposé fait à Philadelphie. D'une part, sa conception du développement affectif, qu'il a plus d'une fois explicitée et qui est partie intégrante de sa métapsychologie, et d'autre part, mais elles sont pour lui intimement liées l'une à l'autre, la relation de l'enfant à son environnement.

Au cours de cet exposé, il les avait résumées en disant que les bases de la santé mentale de l'individu, en ce qui concerne l'absence de maladie psychotique, sont édifiées conjointement par l'*infans* et sa mère aux tout premiers stades de la croissance du nourrisson et des soins maternels. Les processus primaires du développement affectif du nourrisson, l'intégration, la personnalisation et la relation objectale qui se produisent spontanément dépendent en effet du soutien du moi que donne une mère suffisamment bonne, capable de transformer son *self* tout entier pour s'adapter aux besoins du nourrisson. Sans ce soutien, le moi de l'infans est informe, faible, facilement bouleversé et incapable de se développer selon les lignes du processus de maturation.

Et Winnicott de faire remarquer à son auditoire que le langage employé habituellement pour décrire la maladie psychiatrique, désintégration de la personnalité, privation de la capacité d'habiter son corps (d'accepter sa peau comme limite), incapacité à établir des relations objectales, sentiment d'être soi-même irréel et que l'environnement l'est également, correspondait au fait que ces patients n'avaient pas réussi à établir les positions infantiles qu'il venait de rappeler.

Antérieurement il s'était adressé à la Société britannique de psychanalyse, le 18 mars 1959, en posant la question : « Classification : Is there a psycho-analytic contribution to psychiatric classification ? »[5] À cette occasion, il avait fait un rappel historique de la question : Freud et son hypothèse structurale de la personnalité, les apports de Ferenczi et de M. Klein dans l'étude des psychoses et des dépressions, ceux d'Aichhorn dans les cas antisociaux, ceux d'Anna Freud et D. Burlingham dans les soins donnés aux *infans*... Puis, après avoir évoqué la distinction entre psychonévrose et psychose, il avait avancé que l'analyste acquérait une vision du trouble mental très différente de celle du psychiatre qui fait un examen très sérieux d'un patient à un moment donné de l'histoire de son cas. Car au cours du travail analytique, il devient évident pour l'analyste que, dans la mesure où la psychiatrie est affaire de diagnostic, elle constitue une tentative considérable pour arriver à l'impossible, puisque non seulement le diagnostic d'un patient devient plus clair au fur et à mesure que l'analyse progresse, mais il se modifie également. Un hystérique pourra dévoiler une schizophrénie sous-jacente, tandis qu'une personne schizoïde s'avérera être le membre bien portant d'un groupement familial malade et qu'un obsessionnel apparaîtra finalement comme un dépressif.

Et il en était finalement venu à ce qu'il appelait « les conséquences de quelques-unes des idées les plus récentes sur le sujet de la nosographie », et notamment trois d'entre elles qui lui tenaient plus à cœur :

• L'idée du vrai *self* et du faux *self*. Idée importante car « seul le vrai *self* peut être analysé », ce qui implique nécessairement que l'analyste fournisse les conditions qui permettront au patient de se décharger du fardeau de l'environnement internalisé, devenant ainsi un nourrisson très dépendant, immature, mais réel. C'est sur l'analyste que pèse alors le fardeau. La dépendance du patient schizoïde ou du cas-limite vis-à-vis de l'analyste est une réalité, à tel point que de nombreux analystes préfèrent éviter ce fardeau et choisir leurs cas avec soin. Lorsqu'ils choisissent des cas pour l'analyse, il leur faut donc tenir compte de l'existence d'un faux *self*. Le choix requiert du clinicien une aptitude à déceler la défense du faux *self*. Le terme « faux *self* » était, pour Winnicott une dénomination utile pour la classification, parce qu'elle dispense presque de pousser plus loin l'effort de diagnostic. Si l'analyste se laisse prendre sans avoir pu déceler ce faux *self*, il y a toute chance que l'analyse n'aboutisse à aucun changement pour l'analysant. Que le concept de « vrai *self* » (et donc par opposition, celui de faux) soit bel et bien un concept métapsychologique n'avait pas échappé à Lacan, qui le rejetait en disant qu'on avait déjà assez à faire avec le moi, le surmoi, le moi-idéal, etc. Il aurait pu ajouter l'objet *a*.

• Les idées de délinquance et de psychopathie, états qui dérivent d'une *deprivation* affective réelle et perçue. Un enfant privé est un enfant qui a possédé quelque chose de suffisamment bon et qui l'a perdu à une époque où sa croissance et son organisation étaient suffisantes pour que cette privation soit perçue comme un traumatisme. La faillite de l'environnement qui est alors survenue représente l'élément principal et la pathologie se situe d'abord dans l'environnement et ensuite, secondairement, dans la réaction de l'enfant.

• L'idée de psychose, par rapport à une carence affective subie à un stade précédant celui où l'individu peut percevoir une déprivation. Si l'environnement favorable a fait défaut aux tout premiers stades, il en résulte des failles du développement de l'individu et dans l'établissement du *self* et le résultat s'appelle schizophrénie. L'effondrement schizophrénique est l'annulation des processus de maturation de la toute première enfance.

Mais il y avait eu encore antérieurement un premier texte exposant, apparemment sous un autre angle, les idées de Winnicott sur la psychopathologie. Cet autre angle était celui de « l'équipement technique exigé de l'analyste ». Il avait en effet déclaré avoir dû recourir à cette classification dans l'introduction de sa conférence de 1954 sur « Les aspects métapsychologiques et cliniques de la régression dans la situation analytique »[6]. « L'équipement technique exigé de l'analyste » lui faisait distinguer trois catégories de cas :

• En premier lieu, les patients qui agissent en tant que personne totale et dont les difficultés appartiennent au domaine des relations interpersonnelles. La technique pour leur traitement relève de la psychanalyse telle qu'elle a été élaborée par Freud au début du XXe siècle.

• En deuxième lieu, les patients chez lesquels on peut tout juste commencer à considérer comme établie l'intégrité de la personnalité. L'analyse s'occupe des évènements qui se rattachent à la rencontre de l'amour et de la haine et à la prise de conscience de la dépendance. C'est l'analyse du stade du *concern*, de la sollicitude. Ces patients requièrent l'analyse de l'humeur. La technique ne diffère pas de ce qui est nécessaire aux patients de la première catégorie, néanmoins quelques nouveaux problèmes dans le *management* de la cure surgissent alors, et ce qui est alors important c'est la survie de l'analyste en tant que facteur dynamique.

• Dans le troisième groupe, sont placés tous les malades dont les analyses doivent aborder les premiers stades du développement affectif avant et jusqu'à l'établissement de la personnalité en tant qu'entité, antérieurement à l'acquisition de l'élément espace-temps. La structure de la personnalité n'est pas encore bien ancrée. Pour eux, l'accent porte plus sûrement sur le *management*, et il arrive parfois avec ces malades que, pendant de longues périodes, le travail analytique ordinaire reste en suspens pour céder le pas à l'attitude de *management*. Winnicott visait là les analysants borderline, pour lesquels la régression à la dépendance était nécessaire et donc, l'établissement d'un cadre adéquat.

Certes, Winnicott avait proposé cette nosographie sous l'égide de l'équipement technique de l'analyste, c'est-à-dire de l'expérience que l'analyste pouvait avoir acquise en travaillant d'abord avec les névrotiques de la première catégorie, puis avec les patients qui devaient élaborer leur position dépressive, avant de se risquer à prendre en charge ceux de la troisième catégorie. Mais la suite de sa conférence montrait que cette classification était également liée aux vicissitudes de l'environnement du sujet pendant sa prime enfance, son enfance et son adolescence, vicissitudes décrites dans les deux textes que nous avons évoqués précédemment.

LE TRANSFERT, CLEF DE LA PSYCHOPATHOLOGIE ANALYTIQUE

Enfin, si on pousse un tant soit peu la lecture de tous ces textes, on voit rapidement que ces classifications sont totalement tributaires de ce qui se joue dans le transfert, transfert de l'analysant et transfert de l'analyste. Winnicott a donné un bel exemple des interactions du transfert de l'analysant et du transfert de l'analyste, en rapportant un de ses rêves qui lui a révélé être en proie à une angoisse psychotique liée à la dénégation de son corps d'une analysante psychotique, angoisse fort différente de l'angoisse de castration très tolérable qu'il avait ressentie en percevant les fantasmes inconscients de ses analysants névrosés[7]. Autrement dit, la psychopathologie dont il s'agit, c'est-à-dire ces tentatives de nosographie soutenues par la métapsychologie propre à Winnicott, n'a de sens que dans le transfert. Freud n'y avait-il pas été sensible, en distinguant les névroses de transfert des autres entités, dont il avait pensé un moment, qu'elles étaient hors transfert ?

Ceci implique que les frontières entre les catégories ou entités nosographiques sont très mouvantes, et qu'au cours du déroulement de la cure, l'analysant peut facilement passer d'une case à une autre.

Cette notion n'est pas propre à Winnicott – même si celui-ci a eu le mérite de bien le montrer et d'en rendre raison. Ce n'est pas propre à Winnicott, c'est le propre de la psychanalyse, dont la clinique est toujours une clinique du transfert. C'est en cela que la psychopathologie psychanalytique – quelle que soit la forme qu'elle prenne selon les auteurs psychanalystes – se distingue fondamentalement des autres types de psychopathologie.

En conclusion, je voudrais insister sur le fait – Winnicott m'a permis de soutenir ce propos – sur le fait que tout analyste travaille avec sa propre conception de la psychopathologie, qu'il s'est forgée au cours de sa formation et reforgée dans son travail avec ses analysants. Conception, qu'il ou elle le reconnaisse ou qu'elle ou il le méconnaisse, qui va présider à la manière dont elle ou il mène les cures. Il est assez évident, en effet, que les cures ne seront pas conduites de la même façon si les conceptions psychopathologiques de l'analyste sont proches de celles de Mélanie Klein, ou si elles sont inspirées de l'enseignement de Jacques Lacan, ou si elles sont influencées par les écrits de Winnicott.

Ce que je voudrais souligner est qu'il est de quelque importance que l'analyste soit, ou devienne, bien au fait des outils avec lesquels il ou elle travaille. Cela est préférable pour son propre travail. Mais cela lui est aussi indispensable quand il souhaite rendre compte, de façon intelligible, de ce travail à ses collègues ou à un plus large public. De

ce fait, je crois que cet effort est nécessaire pour que la transmission de la psychanalyse ait quelque chance de perdurer.

---

[1]Freud (S.), *Psychopathologie de la vie quotidienne*, Paris, Petite Bibliothèque Payot, 1973, p. 296.
[2]Jaspers (K.), *Psychopathologie générale*, Paris, Claude Tchou Bibliothèque des Introuvables, 2000, p. 22.
[3]Freud (S.), *Introduction à la psychanalyse*, Paris, Petite Bibliothèque Payot, 1962, p. 225-426.
[4]Winnicott (D. W.), *Processus de maturation chez l'enfant*, Paris, Payot, 1970, p. 217-232.
[5]Winnicott (D. W.), *Processus de maturation chez l'enfant*, *op. cit.*, p. 93-114.
[6]Winnicott (D. W.), *De la pédiatrie à la psychanalyse*, Paris, Payot, 1969, p. 250-267.
[7]Winnicott (D. W.), « La haine dans le contre-transfert », in *De la pédiatrie à la psychanalyse*, *op cit.*, p. 72-82.

Clinique et psychopathologie psychanalytiques

Jean-Mathias Pré-Laverrière

La psychopathologie parle de ce que les Grecs ont appelé *pathos*. La question s'est posée de traduire ce terme en latin, et Cicéron a proposé *perturbatio*. Plus tard, saint Augustin, qui contestait l'idéal d'impassibilité stoïcienne, l'a rendu par *affectus*. À mon avis, il faut garder les deux traductions, et je vais essayer de montrer en quoi ce qu'on peut dire de la *perturbatio* et ce qu'on peut dire de l'*affectus* nous concernent l'un et l'autre, et quel est le concept qui permet de les articuler.

LA CLINIQUE COMME AFFECTION

Quelqu'un dit : « Riez tant que vous voudrez, mais ce qu'on a appelé des microbes, c'est Dieu. » Je ne commence pas par me demander si c'est un symptôme, et de quoi. Je me demande ce que ça me fait d'entendre cette phrase, c'est-à-dire comment elle m'affecte, et quelles associations elle suscite.

J'arrive à ceci : d'une part, Dieu est un nom, le nom d'une puissance considérable, peut-être absolue, dont on ne peut attendre aucune pitié ; d'une puissance à laquelle est confronté le locuteur, et dont je dois me demander si, moi aussi, j'ai affaire à elle.

D'autre part, cette puissance est identifiée aux microbes : les microbes, on ne les voit pas, mais on nous dit qu'ils existent et qu'il faut nous méfier d'eux ; on ne les voit pas, mais on sait qu'ils pullulent et qu'on peut les observer à condition d'avoir un instrument convenable. À l'aide d'un tel instrument, on peut voir qu'ils ont une forme, qu'ils bougent, qu'ils se multiplient, mais ils n'ont pas de visage, rien en quoi je puisse me reconnaître comme être humain ; on me dit aussi qu'ils ont un pouvoir invasif, dont je ne pourrai constater l'effet destructeur qu'avec un temps de retard. Donc, un singulier nommable, Dieu, est en même temps un multiple non dénombrable, une puissance inhumaine qui me menace et pour laquelle il n'y a pas d'adresse.

LE TRAVAIL DU PSYCHANALYSTE

Ici commence le travail du psychanalyste, par la prise en compte de ce que la parole de l'autre lui fait et lui dit. Je crois que c'est ça, la clinique.

La clinique est ce qui se constitue et s'archive :

1) du fait d'accepter d'être affecté par ce que cette phrase me révèle de moi-même, et par ce à quoi celui qui l'a dite est affronté, la terreur et l'horreur ;

2) du fait de me demander en quoi et pourquoi. En quoi : les forces qui sont en jeu, et dans quelles strates historiques ; leur conflits. Pourquoi : ce que ça mobilise en moi de mon histoire, le plaisir et la jouissance qui en résultent.

Ainsi, la notion d'inconscient est convoquée, et déjà se pose la question de ce que je peux essayer de penser de cette phrase et par cette phrase, dans sa triple dimension métapsychologique, topique, économique et dynamique.

Ainsi, la clinique nous appelle à un travail de pensée, un travail théorique. Ce travail théorique consiste à chercher ce qu'on a sous la main pour essayer de penser, c'est-à-dire à chercher un savoir pertinent, mais aussi à produire ce qui peut devenir un savoir, puisque, contrairement à ce qu'imaginent certains, la théorie n'est jamais achevée.

La phrase que j'ai citée n'est pas d'un analysant, mais elle est d'Artaud, tirée de *Pour en finir avec le jugement de dieu.* Par là, j'ai essayé de montrer que le travail clinique est un travail de recueil et de pensée qu'on ne peut faire qu'en reconnaissant ce qui nous affecte, et que ce travail ne s'effectue pas toujours dans la relation à un autre présent, mais nécessairement avec soi-même.

LA PSYCHOPATHOLOGIE PSYCHANALYTIQUE

En 2005, dans un exposé au Cercle freudien, Jean-Pierre Lehmann s'était référé au *Petit Larousse* et à l'*Encyclopædia universalis* pour marquer que, si la pathologie est l'étude des maladies et la recherche des lois de l'anormalité, la psychopathologie, elle, étudie les phénomènes psychiques pathologiques *et* normaux. Il y voyait l'influence de Freud, qui écrivait à Fliess le 25 mai 1895 qu'il était tourmenté – il emploie le verbe *quälen* – par le dessein, *Absicht*, de « dégager de la psychopathologie un gain pour la psychologie normale ».

Jean-Pierre Lehmann avait rappelé que c'est l'importance donnée au sens des symptômes qui permet de qualifier une psychopathologie de psychanalytique. A la suite de Lacan, il avait souligné qu'il faut prendre en compte non seulement le transfert de l'analysant, mais aussi celui de l'analyste, ce qui l'avait amené à définir la psychopathologie psychanalytique comme « un des fruits de la clinique analytique », qui est *une clinique du transfert*.

LE TRANSFERT DANS LA CLINIQUE

Mon transfert sur Artaud se consolide du fait que je suis concerné par la nomination de ce Dieu sans adresse possible, et par la révélation de l'existence de microbes divins dans mon inconscient.

Qu'en serait-il par ailleurs du transfert d'Artaud, si c'est bien la condition pour décider que son énoncé relève en droit de la psychopathologie psychanalytique ? L'objet de son transfert est son auditoire. Certes ce transfert a des limites, puisqu'il a commencé par dire : « Riez tant que vous voudrez. » *Et pourtant il parle* ; malgré sa mort prochaine, il n'a pas perdu l'espoir de se faire entendre. Quant à la visée de ce transfert, dans sa réponse à Paule Thévenin qui lui demandait : « Et à quoi vous a servi, monsieur Artaud, cette radiodiffusion ? » il la définissait clairement : « À dénoncer un certain nombre de saletés sociales officiellement reconnues et recommandées », au premier rang desquelles il mettait, ce qui n'est pas anodin pour un psychanalyste, les épreuves qu'on fait subir aux enfants.

JOUISSANCE ET PLAISIR

La réflexion sur la clinique psychanalytique doit s'appuyer sur la notion de jouissance, à laquelle il faut ajouter celle de plaisir. La jouissance d'Artaud est la cruauté, sur laquelle il nous interroge en prenant le ton violent d'un adulte menaçant un enfant : « Et savez-vous, au juste, ce qu'est la cruauté ? », à quoi il répond qu'il n'en sait rien ; cruauté manifestée par les cris stridents de rage et de détresse que ponctuent des bruits de percussion. Elle me renvoie à la mienne, dont je n'ai certainement pas fini de me demander, moi aussi, ce qu'elle est au juste, même si j'ai parfois, mais pas toujours, une idée de ce que je peux en faire.

JOUISSANCE ET PLAISIR

Cependant, bien que j'écoute Artaud, bien que j'essaie de lire ce qu'il dit, et qui s'adresse à moi, je le sais maintenant, il n'y a pas de relation analytique entre nous, puisque nous ne sommes pas engagés dans la dynamique d'une relation où il ne serait pas le seul à prendre des risques.

Car, dans le temps de l'analyse, de plus :

1) Je suis affecté par ce qui se passe, par les événements qui constituent peu à peu l'histoire de la relation, et il est nécessaire que je le sache pour pouvoir en être interrogé.

2) Comme dans toute relation, le réel et l'imaginaire sont en jeu, ce qui fait que, si la jouissance n'est pas analysée à temps, il y a un double risque de persécution, et même, dans les cas les pires, de relation perverse ; et si le plaisir n'est pas analysé à temps, il y a un double risque de complaisance. Dans les deux cas, la lucidité disparaît.

3) Enfin, *last but not least*, je suis engagé. Je suis engagé par le gage que j'ai donné à l'analysant, le gage fondant le pacte analytique. Cet engagement m'oblige à ne pas faire n'importe quoi, à me donner des repères – la question étant de savoir d'où je les tire.

LA QUESTION DU DIAGNOSTIC ET LA NOSOGRAPHIE

Ce n'est donc pas tout de suite qu'il faut poser la question du diagnostic. Cependant, elle n'est pas sans intérêt, car il est permis de se demander si je suis concerné par Artaud en tant qu'il y aurait, en moi aussi, de la psychose que j'aurais à assumer, qui aurait été mise au jour grâce à lui, et sur la connaissance de laquelle je pourrais m'appuyer dans mon travail ; ou au contraire, si ce qui, de lui, vient jusqu'à moi est l'expression de sa part non-psychotique.

Cette question me paraît importante pour deux raisons :

1) Théoriquement, pour le choix de la voie selon laquelle la psychanalyse pourrait continuer, à la suite de Freud, à élaborer une nosographie, la nosographie étant le nom de l'ensemble des connaissances qui permettent de reconnaître les signes des désordres vitaux et les configurations dans lesquelles ils se présentent.

Par exemple, si l'on ignore que l'érythrophobie est le plus souvent, et peut-être toujours, le signe d'une destruction, on risque de la considérer comme banalement névrotique et de conduire la cure comme une cure-type, ce qui risque d'avoir pour conséquence de laisser définitivement la patiente seule avec ce qui en a été l'origine et qui a rendu impossible en elle un rapport pacifié avec son intimité.

Autre exemple : la nosographie traditionnelle distingue mélancolie anxieuse et mélancolie stuporeuse, ce qui peut être utile pour le choix d'un traitement médicamenteux, mais cela ne nous concerne pas. En revanche, si l'on avance dans la voie de la psychopathologie de la mélancolie initiée par Freud, à condition de s'appuyer sur la clinique au sens que j'ai dit, cette distinction pourrait servir la nosographie psychanalytique, en se demandant si le processus qui conduit un mélancolique à la voie stuporeuse est identique ou non à celui qui est déterminant dans la perte des initiatives motrices chez le catatonique ; et si les processus qui sont à l'œuvre dans l'angoisse mélancolique sont de même nature, au degré près, que ceux de l'angoisse névrotique sous le rapport de la culpabilité et du morcellement.

Même si elle ne couvre pas tout le champ de ce qu'il est nécessaire de savoir pour ne pas passer à côté de destructions manifestes ou masquées par le faux self, la nosographie psychanalytique dit quelque chose de plus que la nosographie traditionnelle, puisqu'elle prend en compte la fonction de la jouissance dans l'insistance des symptômes ; ce qui fait que *la nosographie psychanalytique est la spécification des modalités répétitives selon lesquelles un sujet s'inscrit dans ce qui le fait trop jouir et l'empêche de vivre.*

2) Importante aussi pour la tâche à laquelle je choisis d'être assigné, la tâche d'écouter, d'entendre et d'accompagner quelqu'un qui souffre et qui ne comprend pas de quoi et pourquoi. Cette tâche m'impose de décider quelle position je vais occuper pour tenter de la remplir, et sa dimension clinique exclut que ce soit une position de surplomb. Du coup, on pourrait demander si ce qui nous relie à l'autre serait, soit une communauté de trouble, soit une communauté de santé, mais la question serait mal posée.

LA RELATION AU PATIENT

Il y a en effet plusieurs façons de penser la relation au patient.

Dans la psychiatrie classique, le patient est malade et le médecin, certainement sain d'esprit, essaie de le ramener à la raison, idée ridiculisée par Lacan : « Mais mon ami, tout ça, c'est des balivernes, vous ne pouvez pas croire des choses pareilles. »

Pour être plus moderne et se mettre démocratiquement de plain-pied avec le patient, on peut, au contraire, l'assurer que tout le monde est atteint : « Moi aussi, il m'arrive d'égarer mes papiers, ou même d'avoir des idées bizarres, mais ce n'est pas grave, on peut très bien vivre avec ça. » D'ailleurs, avec quelques pilules, les choses deviennent plus supportables. Celui qui souffre perd ainsi tout espoir et doit renoncer à rechercher le sens de ce qui l'empêche de vivre.

La position symétrique, dominante dans notre société, consiste à nier la pathologie, *mais ses effets sont identiques*. De même qu'il n'y a plus d'aveugles, mais des non-voyants, de même qu'il n'y a plus de débiles, mais des handicapés, de même on va vers l'abolition de la maladie mentale. Le 17 mai 2009, on a annoncé triomphalement que la France était la première à avoir déclassifié le transsexualisme comme maladie mentale. Il n'y a donc plus à se préoccuper de la souffrance du transsexuel, puisqu'une opération et des hormones régleront l'affaire ; et ce qui est à l'origine de sa conviction d'être victime d'une erreur peut être laissé de côté.

LE PSYCHANALYSTE EST-IL MALADE ?

Le psychanalyste a des symptômes et des inhibitions, il connaît l'angoisse, la douleur et la souffrance ; d'ailleurs, s'il les supporte trop bien, il n'est pas sûr qu'il faille s'en réjouir. Où est alors la différence entre lui et l'analysant ? On répond : « Dans le fait que lui a été analysé » – on le suppose volontiers *bien analysé* – mais c'est une réponse paresseuse, car elle ne dit pas ce qui le légitime à son poste ; de plus, il y a des psychanalystes qui sont eux-mêmes en analyse, et pas toujours plus mauvais que leur analyste.

Il vaut mieux prendre en compte un autre type de différence que la différence normal-pathologique. Quand un psychanalyste est à sa place et arrive à faire correctement son travail, ce n'est certainement pas dû au fait qu'il ne serait pas malade, ou qu'il serait moins malade que l'analysant. S'il y a une différence entre eux, elle est dans le rapport à la castration ; la castration symboligène permet de s'extraire d'un espace où la frontière entre le normal et le pathologique serait pertinente. Le psychanalyste y parvient quand il a appris à distinguer les jouissances saines des jouissances destructrices, et qu'il sait que le mieux à faire avec celles-ci est d'essayer d'y renoncer ou, à tout le moins, de les enfermer dans des bornes étroites.

On peut alors comprendre la raison des deux traductions du terme *pathos*. Il y a *perturbatio* quand certaines jouissances ne sont pas limitées, ce qui leur donne une capacité d'égarement et d'obscurcissement ; dans le cas contraire, la castration peut devenir symboligène et constituer *l'affectus* en repère de vie.

EN RÉSUMÉ

La clinique :

- La clinique est dans le champ analytique quand elle considère le sens de ce qui ne va pas et qui est à déchiffrer.
- Elle devient proprement psychanalytique quand le psychanalyste accepte de se reconnaître affecté par ce qu'il entend et par ce qui se passe, et qui le renvoie à sa propre histoire.
- Elle implique le recours à la métapsychologie.
- Elle appelle un travail théorique qui convoque un savoir et invite à son élaboration.

La psychopathologie :

• La psychopathologie est l'étude de la genèse et de la dynamique des *processus psychiques* qui gâtent la vie, qui enlèvent l'espoir et qui empêchent de savoir ce qu'on veut.

• La psychopathologie psychanalytique s'appuie sur la clinique psychanalytique, en même temps qu'elle permet de la penser.

• Elle nous amène à nous interroger fermement sur la continuité et la différence entre le normal et le pathologique, et donc à nous interroger sur les conditions de validité d'une nosographie psychanalytique.

• Sous peine d'aveuglement, les occurrences de redoublement de la jouissance et de redoublement du plaisir doivent être décelées, notamment sous leur forme de persécution et de complaisance, en prenant au sérieux le risque de pervertissement de la relation.

• La psychopathologie psychanalytique s'élabore à partir de l'analyse du double transfert.

• L'engagement du psychanalyste l'oblige à se donner des repères dans la conduite de la cure, ce qui pose la question de la nécessité d'un diagnostic vigilant et toujours révisable.

J'illustre ce dernier point, un peu raide, par un exemple clinique.

L'ENGAGEMENT DU PSYCHANALYSTE ET LE DIAGNOSTIC

Un gage est ce qui est déposé dans les mains de quelqu'un à titre de garantie.

Luther : « Croire est ainsi fait que celui qui croit un autre le fait parce qu'il le considère comme un homme juste et véridique, *wahrhaftig*. » Et il ajoute : « Ce qui est le plus grand honneur qu'un homme puisse faire à un autre. »

C'est un honneur pour moi d'être considéré par quelqu'un comme un homme juste et véridique : le gage que le psychanalyste dépose entre les mains de l'analysant est son honneur. Cet honneur m'oblige à ne pas faire n'importe quoi, à me donner des repères dans ma façon de diriger la cure :

• d'une part, en essayant de reconnaître les désordres vitaux à l'aide de la nosographie classique – *et non du DSM*, dont l'intention délibérément obscurantiste est de démontrer la superfluité de la pensée dans ces matières, à la différence de la classification de l'OMS, qui lui laisse sa chance ;

• d'autre part, grâce à la psychanalyse, en essayant de déceler et d'anticiper les modalités répétitives selon lesquelles l'analysant s'inscrit dans ce qui le fait trop jouir et l'empêche de vivre.

Or le choix de ces repères est un pari : *le diagnostic est un pari qui oriente la direction de la cure*. Il doit être révisable en permanence.

Exemple :

Elle a l'habitude de me serrer la main en partant. Aujourd'hui, les choses se passent différemment : elle la retire aussitôt qu'elle l'a donnée, et je sens que sa main est froide. Or cette femme a des symptômes paranoïaques massifs : elle passe une grande partie de son temps en vitupérations, colères, procès sans fin, menaces de mort, mauvaise foi éclatante, au point qu'elle avait été refusée par les nombreux analystes connus qu'elle avait rencontrés avant moi.

Il s'est passé quelque chose de nouveau : un espace psychique ignoré de nous deux a été révélé par ce double mouvement d'approche et de retrait. Pour la première fois, le rapport des corps n'est plus réglé socialement, mais déterminé par le transfert. Là où la haine occupait le devant de la scène et s'exprimait offensivement par la parole, là où la jouissance s'étayait sur le malheur de ne pouvoir penser la relation qu'en termes de rapports de force, apparaît, instantanée, sans médiation, la peur du corps à corps. Or jusque-là, je n'avais observé ce retrait d'une main d'abord tendue que chez des schizophrènes.

Je dois me demander ce que je vais faire maintenant. La question que je me pose est de savoir si l'espace psychique qui s'est ouvert est celui de la schizophrénie : celui d'un rapport au monde délabrant, où le corps ne peut attendre aucune sécurité du rapport au corps de l'autre.

Il s'agit d'un pari. Je ne pourrai le tenir et trouver les paroles qu'un adulte tutélaire n'a pu dire à un bébé terrorisé que si je suis capable, chaque fois qu'il le faudra, de retrouver en moi l'expérience du danger suscité par la proximité corporelle d'un autre trop puissant. Il se trouve que j'ai pris ce pari : j'ai décidé que je conduirai la cure comme une cure de schizophrène, dès que, et tant que les manifestations persécutives ne rendraient pas cette manière de faire impossible, jusqu'au jour, s'il arrivait, où les conditions seraient réunies pour la mise en place d'une cure-type.

« On n'y voit rien »

Nora Markman

La question des rapports entre psychopathologie et psychanalyse nous offre l'occasion de préciser un certain nombre de variables et d'écueils auxquels notre pratique quotidienne est confrontée. Voici quelques points à partir desquels on pourrait interroger et justifier une position éthique du psychanalyste en mettant en évidence sa dimension publique, politique.

Nous trouvons habituellement le terme de clinique accolé à celui de psychopathologie psychanalytique à des fins d'enseignement universitaire de la psychanalyse. Au contraire, dès le début de son parcours de formation, l'apprenti psychanalyste a à se départir de son attente initiale : recevoir une *grille* qui lui permette de nommer depuis je ne sais quelle position extérieure ce qui arrive au « patient ».

DISPOSITIF TRANSFÉRENTIEL VS CONTRE-TRANSFERT

Un exemple : lorsqu'un psychanalyste exerçant dans le cadre d'une consultation publique, dispensaire ou CMPP, prend la responsabilité d'accueillir à sa consultation des stagiaires étudiants, il reçoit fréquemment dès le début du stage un flot de questions issues de la surprise de se trouver en immersion directe, mais dans une autre position que celle de sa propre analyse. Et ceci, surtout si la psychanalyse est la théorie de référence dans l'institution. Or, ce qui leur est proposé est la possibilité de participer aux entretiens préliminaires avec l'enfant et/ou ses parents jusqu'à la mise en place d'une psychothérapie psychanalytique. La construction pas à pas d'un espace et d'un temps transférentiels leur permet de saisir, à *bon entendeur*, la dimension du savoir inconscient en acte.

Prendre le sujet par ce bout laisse entendre l'enjeu que la question comporte : celui de la transmission de la psychanalyse, fondée sur le savoir de l'inconscient. « L'analyste se constitue comme destinataire, comme adresse de l'inconscient, ce qui permet la prise en compte de la dimension tragique de l'existence lors du déroulement de chaque cure. »[1]

Bien qu'on sache dans nos milieux que l'expérience psychanalytique ne se capitalise pas, on peut bien affirmer que tel analyste « a de la bouteille », qu'il a un certain savoir-faire avec l'inconscient. Cela ne veut pas dire qu'il soit analyste avec tous ceux qui s'adressent à lui, ni qu'il y ait des analystes qui « comprennent » mieux que d'autres de quoi il retourne. Car il est certain que plus l'analyste croit comprendre, plus il est compris avec son propre fantasme dans ce qu'il croit comprendre ! Entendez ici une critique : être formé avec au premier plan la notion de *contre-transfert* me semble contraire à une formation à la pratique du transfert tout court. Il me semble qu'il s'agit là d'un choix *politique* concernant la théorie de la formation des analystes. Car le choix théorique se répercute par l'entretien, ou non, d'une pratique de hiérarchie pyramidale au sein de l'institution qui se propose comme visée la formation des psychanalystes.

En relisant les lettres de Freud à Fliess (dans leur première version française), et en suivant les pas d'Octave Mannoni dans *L'analyse originelle*[2] pour chercher les racines de la pratique du contrôle, il m'est apparu clairement – ayant appris l'allemand dans mon enfance – que le *Gegen* du *Gegenübertragung* (contre-transfert) dénotait justement ce qui de l'analyste va *à l'encontre* du transfert, « faisant résistance » comme Lacan a pu le dire ensuite très justement. Car avec le « contre transfert », on est dans le registre de la réciprocité propre à l'imaginaire[3].

La place d'outil-pivot conférée à cette notion infléchit en effet de manière déterminante la théorie du transfert, avec laquelle on opère implicitement. Tout s'y loge... *all included* ! Ce qui en résulte, c'est que la névrose de transfert, comme nous le rappelle Lacan dans son séminaire sur les *Problèmes cruciaux pour la psychanalyse*, est une névrose de l'analyste[4].

LA RÉFÉRENCE THÉORIQUE

Si pour Freud il était nécessaire de mettre entre parenthèse tout savoir théorique référentiel pour accueillir avec un esprit ouvert la surprise de toute nouvelle demande, cela ne signifiait pas qu'il faille faire fi de l'apprentissage de la théorie. De fait, les concepts ont leurs avatars pour chaque analyste, lorsque vient l'heure de produire un effort de symbolisation, qui est aussi un effort de nomination quant à la clinique du sujet. Si l'interprétation est l'acte à quoi se reconnaît l'analyste, tôt ou tard il y trouvera l'impulsion à théoriser les effets de/dans sa propre pratique, pour autant qu'elle le renseigne sur le style à l'œuvre.

Il me vient à titre d'exemple de vous raconter la pénible expérience de mon incursion dans la connaissance topologique. Lors de l'élaboration du compte-rendu du séminaire *Problèmes cruciaux pour la psychanalyse*, paru dans l'ouvrage *Lacaniana II*[5], j'ai dû plonger dans la compréhension d'une figure à laquelle je ne m'étais pas vraiment intéressée et que donc, je n'avais jamais comprise, la bouteille de Klein. Or, quelle n'a pas été ma surprise ! En travaillant de près ces séances de séminaire, j'ai saisi pourquoi Lacan l'avait introduite. Il est devenu clair pour moi que le sujet en tant que sujet de la parole a une structure *homologue* à celle de la bouteille de Klein. Et que cette « bouteille » a des propriétés analogues à la bande de Mœbius : ce qui vient d'un côté sur l'intérieur se trouve en continuité avec l'extérieur de l'autre côté et ainsi se continuent extérieur et intérieur de l'autre côté également. Le cercle de rebroussement, sur lequel Lacan insiste fortement dans le séminaire de 1965, forme un col par lequel on arrive dans un entre-deux où se fonde la correspondance entre un « intérieur » et un « extérieur ». Lieu étrange, lieu du rêve, lieu de l'*Unheimlichkeit* aux propriétés singulières : lieu Autre, lieu de l'Autre. Le sujet détermine sa structure dans le rapport au langage et cette détermination du sujet par le signifiant rend possible le dénouement des symptômes à l'intérieur du champ du langage, dans l'expérience analytique[6].

Puisqu'il n y a pas de relation préétablie entre signifiant et signifié, nous convenons que la fonction du signifiant est de représenter un sujet pour un autre signifiant. Or, le nom propre a une place spécifique par rapport aux autres signifiants qui représentent le sujet. Il occupe une place qui le rend incontournable à sa constitution, et extérieur à son ensemble.

Si dans le séminaire *L'identification*[7] les développements sur le nom propre mettent en relief la puissance effaçante ou négativante de la lettre, ici il s'agirait plutôt du registre d'une psychopathologie de la vie quotidienne et du repérage freudien du statut du nom propre, ce que Lacan a appelé sa *fonction de suture*. Sur ce point, la théorisation lacanienne se rapproche beaucoup de celle de Freud, concernant notamment l'expérience de l'oubli du nom propre. Lacan parle d'une *fonction volante* du nom propre: il vient se loger à la place laissée vacante par un autre nom propre oublié. Ce jeu n'est possible que si une place est structurellement manquante, comme dans le jeu de pousse-pousse: en fonction de quoi il propose de la nommer le trou dans la structure : *Not-all included !*

Or, dans une taxinomie nosographique ce jeu n'est pas possible ! Dans un diagnostic, c'est nommé d'avance. C'est le propre du discours médical, le symptôme renvoie à la maladie, où le rapport signifiant-signifié est univoque.

Nous sommes ici en prise directe avec la pratique, en tout cas, avec les paramètres de ma pratique d'analyste avec des enfants, particulièrement les *infans* et ceux qui sont affectés gravement dans leur rapport au langage. Il s'agirait de *structurer du manque* à travers la mise en jeu, dans chaque dispositif transférentiel, d'une supposition de savoir, celui du sujet de l'inconscient de l'enfant.

Le langage entre alors dans le réel, donnant lieu à une structure qui, bien entendu, inclut l'analyste. Apparaît alors, d'abord par une fiction narrative historisante basée sur les récits singuliers recueillis surtout lors des entretiens préliminaires, qui permettent de re-situer les générations et de restituer des mots significatifs, puis par le repérage de ce qui se joue pendant les séances, la possibilité du déploiement des champs du désir et de la demande dans l'espace transférentiel.

Comment dès lors, à partir de cette notion de structure à l'œuvre dans la pratique du transfert de l'analyste, pourrions-nous continuer à penser en termes de psychopathologie ?

DE LA FONCTION NOMINANTE EN PSYCHANALYSE

Nous savons qu'à partir de son rapport singulier entre savoir et expérience, le psychanalyste situe une position éthique, autant pour sa pratique que dans son élan vers l'effort pour la théoriser. C'est dire que la fonction nominante en psychanalyse est d'un ordre tout à fait spécifique. Freud demeurait dans une position de sceptique : il n'a jamais cédé sur l'interrogation constante de sa théorie à la lumière de sa pratique et de ses effets. Nous pouvons aujourd'hui ne pas être d'accord avec le style de certaines de ses interprétations qui se voulaient des morceaux de théorie appliquée ; mais nous apprenons avec lui à interroger les « vignettes cliniques » en interrogeant les conditions propres à la construction du savoir chez chacun. Ce qui ne veut pas dire que nous nous privions du maniement des *constructions*, à certains moments, dans certaines cures, en tant que paliers permettant une articulation.

Les *Cinq psychanalyses* de Freud sont assurément une référence obligée, car on y trouve l'expérience psychanalytique à l'œuvre sous forme de récit. Il ne s'ensuit pas que névrose, psychose et perversion soient à considérer comme des éléments d'une nosographie psychanalytique quelconque. Si nous sommes d'accord pour penser que le sujet détermine sa structure dans le rapport au langage, il me semble par exemple que nous ne pouvons pas en exclure l'autisme. Se placer du point de vue de la structure, c'est-à-dire en incluant le registre du désir de l'analyste et ses interventions selon les modalités de nouage du réel, du symbolique et de l'imaginaire, suppose un certain rapport au savoir, spécifique, infléchi par la particularité de la fonction nominante.

LE REGARD ET LA VIE

Nous sommes ici loin d'une clinique du regard. Pourtant, le titre qui s'est imposé à moi pour cet article reprend celui d'une compilation de fictions narratives publiées par un brillant historien de l'art aujourd'hui disparu, Daniel Arasse. Chacun des textes de cet auteur est une source d'enseignements.

Un des six chapitres constituant ce livre est consacré à une lettre qu'il adresse à une collègue historienne d'art nommée Giulia. Il l'interroge sur les certitudes qui l'aveuglent lorsqu'elle regarde un tableau, ici *Mars et Vénus surpris par Vulcain* de Tintoretto (une reproduction du tableau est jointe au texte). Fort d'une amitié nourrie de discussions et de dissensions, Arasse interroge Giulia sur les textes, citations ou références extérieures qui lui semblent *faire écran*. Plutôt que de l'exposer à un éclat inattendu qui pourrait venir questionner les certitudes où se reconnaît une communauté académique, il incite son amie à une nouvelle rencontre entre elle et l'œuvre. De son côté, pas à pas, il essaye de démêler ce qu'un écrit de Giulia sur ce tableau lui a permis de voir et qu'il n'avait pas vu. Mais il s'interroge surtout sur les partis pris aux allures sérieuses qui ont conduit Giulia à trancher dans un sens plutôt qu'un autre. Paradigme de ce penchant, l'interprétation qu'elle donne du rapport de Vénus à sa propre nudité devant Vulcain, alors que Mars, casqué, se réfugie sous une table. Selon Giulia, Vénus chercherait à couvrir sa nudité surprise. Mais Arasse conteste cette interprétation en proposant que peut-être elle la dévoile, justement, pour séduire Vulcain qui, penché au-dessus du lit et du corps nu, pris d'un désir inopiné, évoque un satyre découvrant une nymphe. Vulcain est le mari, mais il en oublie ce qu'il est venu chercher. Il devient sourd aux aboiements du chien tourné vers la table sous laquelle se cache Mars, et aveugle à toute autre chose que ce qu'il découvre entre les cuisses de Vénus. Giulia a rabattu la scène sur une dimension morale, en référence à divers textes de l'époque condamnant l'adultère et les images érotiques...

Cette lettre décrit une position de regard donnant un mouvement de vie à la scène du tableau (les aboiements du chien auquel Vulcain semble sourd). Arasse-spectateur, en s'y incluant, propose une vraie reconstruction optique en mettant l'accent sur le jeu de miroir qui y est représenté, relevant la façon dont, dans le tableau, le miroir se présente, bizarrement placé. Mars étant de la partie, le miroir pourrait être un bouclier (thèse qu'il étaye sur le mythe du bouclier d'Enée) qui montrerait un futur proche. C'est précisément ce décalage entre la scène et son reflet dans le miroir-bouclier qui définit, pour l'historien de l'art, le travail de condensation du peintre, entre le registre comique du tableau (le cabot qui aboie, Vulcain aveuglé par le sexe de Vénus, Cupidon endormi) et la moralité qu'on peut tirer de cette comédie imaginée par Tintoretto à partir d'Ovide. La construction en perspective participerait de ce comique, en poussant le regard à regarder vers la porte d'entrée, ce qui nous fait suivre d'un même coup d'œil le doigt de Mars pointant vers un four manifestement éteint : celui de Vulcain ? Il y a bien une vérité, une leçon à tirer de la scène, mais laquelle ?

Arasse semble découvrir la dimension comique du regard du peintre après l'avoir resitué dans son contexte historique. Pour nous, il est amusant de constater que tout en affirmant qu'il n'a pas eu besoin de textes pour voir ce qui se passe dans le tableau, il ne cesse d'associer avec des lectures croisées de textes d'autres historiens de l'art, de textes mythologiques, de renvois aux us et coutumes et à des textes de l'époque. Toutes ces références ont ouvert son regard hors des chantiers de la pensée dominante et il a pu se laisser surprendre, non sans joie[8], par un nouveau détail perçu. Son analyse très fine du jeu de miroirs dans le tableau fait en même temps, me semble-t-il, allusion au miroir aux alouettes d'un certain type de savoir figé...

Enfin, se souvenant du contenu d'autres discussions, il termine sa lettre en nommant, sous forme de question, le point sur lequel le désaccord entre lui et Giulia semble se fonder... énigme à dévoiler en lisant la lettre[9] !

Dans un autre chapitre, « Un œil noir », Arasse repère dans le regard d'un personnage le relais de celui du spectateur et se questionne sur l'intention du peintre, cherchant à étayer son hypothèse sur des textes éclairant l'époque de la scène du tableau, mais aussi celle du peintre.

La lecture de cet ouvrage m'a fait apparaître un fil qui peut se tendre entre psychopathologie et psychanalyse : le discours psychanalytique se fonde sur une expérience du savoir radicalement différente de la conception du savoir qui sous-tend toute affirmation de l'existence d'une psycho-patho-logie. C'est le discours du maître qui réclame un consensus. Pour nous, nous ne pouvons qu'accoler, comme l'a fait Freud, la psychopathologie avec les scènes de la vie quotidienne, avec les scènes de la vie amoureuse, nous risquant à nommer ce qui de l'Autre scène s'y figure.

---

[1]Clavreul (J.), in *Césure,* revue de l'association La Convention Psychanalytique, n° 1 « Destins du Savoir », septembre 1991, p. 27.

[2]Ou dans son article « Sur l'interprétation », in *Ça n'empêche pas d'exister*, Paris, Seuil, 1982.
[3]Cette lecture, que j'ai communiquée à Daniel Koren lors des échanges, a été utilisée par lui dans son article sur « Les errements du contre-transfert », in *Les Lettres de la SPF*, n° 17, p. 42.
[4]Séance du 3 février 1965.
[5]*Lacaniana II*, sous la direction de M. Safouan, Paris, Fayard, 2005. Compte-rendu établi avec D. Koren, mars 2005.
[6]*Ibid.*, p. 93.
[7]Leçons de janvier 1962.
[8]Un des principaux points qu'il reproche à Giulia est qu'elle ne semble pas percevoir l'humour dans ce tableau : « J'ai l'impression que, toi, si rieuse d'habitude, tu n'as pas voulu faire joyeusement de l'histoire de l'art. »
[9]Arasse (D.), « On y voit rien », Paris, Denoël, 2000 ; « Folio essais », 2004, p. 220.

Bonnes feuilles

Communiqué sur le livre de Michel Onfray *Le crépuscule d'une idole. L'affabulation freudienne*[1]

Élisabeth Roudinesco[2]

POURQUOI TANT DE HAINE (SUITE)

Dans un brûlot truffé d'erreurs et traversé de rumeurs, paru le 21 avril chez Grasset sous le titre *Le crépuscule d'une idole. L'affabulation freudienne*, Michel Onfray, qui n'est pas historien et ignore tout des travaux produits depuis quarante ans par les véritables historiens de Freud et de la psychanalyse (des dizaines d'essais dans le monde, dont les principaux sont traduits en français), se présente pourtant comme le premier biographe de Freud capable de décrypter des légendes dorées déjà invalidées depuis des décennies. Se transformant en affabulateur découvrant des vérités occultes qui auraient été dissimulées par la société occidentale – elle-même dominée par la dictature freudienne et par ses milices – il traite les Juifs d'inventeurs d'un monothéisme mortifère, de précurseurs des régimes totalitaires, Freud de tyran de toutes les femmes de sa maisonnée et d'abuseur sexuel pervers de sa belle-sœur : homophobe, phallocrate, faussaire, avide d'argent, faisant payer ses séances d'analyse 450 euros. Il décrit le savant Viennois comme un admirateur de Mussolini, complice du régime hitlérien (par sa théorisation de la pulsion de mort) et fait de la psychanalyse une science fasciste fondée sur l'adéquation du bourreau et de la victime. Tout en se déclarant proudhonien et parfois freudo-marxiste, il réhabilite le discours de l'extrême droite française (Debray-Ritzen et Bénesteau, notamment) avec lequel il entretient une réelle connivence. De telles positions vont bien au-delà d'un simple débat sur Freud et la psychanalyse. Car à force d'inventer des faits qui n'existent pas et de fabriquer des révélations qui n'en sont pas, l'auteur de ce brûlot hâtif et brouillon favorise la prolifération des rumeurs les plus extravagantes : c'est ainsi que des médias ont déjà annoncé que Freud avait séjourné à Berlin durant l'entre-deux-guerres, qu'il avait été le médecin d'Hitler et de Göring, l'ami personnel de Mussolini et un formidable violeur de femmes.

Quand on sait que huit millions de personnes en France sont traitées par des thérapies qui dérivent de la psychanalyse, on voit bien qu'il y a dans un tel livre et dans les propos tenus par l'auteur une volonté de nuire qui ne pourra, à terme, que soulever l'indignation de tous ceux qui – psychiatres, psychanalystes, psychologues, psychothérapeutes – apportent une aide indispensable à une population saisie autant par la misère économique – les enfants en détresse, les fous, les immigrés, les pauvres – que par une souffrance psychique largement mise en évidence par tous les collectifs de spécialistes.

1. DESCRIPTION DE L'OUVRAGE

Composé de cinq parties, l'ouvrage est dénué de sources et de notes bibliographiques. Il est truffé d'erreurs et traversé de rumeurs. L'auteur projette sur l'objet haï ses propres obsessions – les Juifs, le sexe pervers, les complots – au point de faire de Freud un double inverti de lui-même, et de la psychanalyse l'expression d'une autobiographie de son fondateur transformé en criminel affabulateur. Face à cet alter ego, rejeté en enfer, l'auteur se veut un libérateur venant sauver le peuple français de sa croyance en une idole dont il annonce le crépuscule.

Négligeant les ouvrages consacrés à Freud depuis quarante ans, Onfray se présente comme un historien sérieux, écrivant la première biographie non autorisée de Freud et laissant croire que ne sont aujourd'hui disponibles que celles d'Ernest Jones et de Peter Gay, parues, la première entre 1953 et 1957, et la deuxième en 1988. Il ne cite ni les travaux des historiens de Vienne (Schorske, Johnston, Le Rider, etc.), ni ceux consacrés à la question de la judéité de Freud (Yerushalmi, Yovel, Derrida, Gay, etc.), ni aucun des essais (des dizaines dans le monde, dont beaucoup sont traduits en français) concernant les différents aspects de la vie de Freud : on connaît aujourd'hui au jour le jour chaque événement de la vie de celui-ci et de celles de ses compagnons, disciples et dissidents. Onfray ne connaît rien à la vie de Josef Breuer, Wilhelm Fliess, Sandor Ferenczi, Otto Rank, Ernest Jones, Alfred Adler, Carl Gustav Jung, Melanie Klein, Marie Bonaparte, Lou Andreas-Salomé, Anna Freud (à propos de laquelle il cite une biographie erronée que plus personne ne lit). Pas un mot sur la question discutée de la sexualité féminine (de Helen Deutsch à Karen Horney en passant par Simone de Beauvoir, Juliet Mitchell et Judith Butler), ni sur l'histoire de la fondation de l'International Psychoanalytical Association (IPA), ni sur la révision des grands cas (à propos desquels il commet de lourdes bévues).

Quant à l'œuvre de Freud, traduite en 60 langues, Onfray dit en avoir pris connaissance pendant cinq mois (entre juin et décembre 2009) dans la traduction des PUF, celle qui est aujourd'hui la plus critiquée par l'ensemble des spécialistes. Il ne fait aucune référence au grand débat sur les traductions et n'a consulté aucune archive : ni à la Library of Congress (LOC) de Washington, ni au Freud Museum de Londres. Il ignore le monde anglophone, germanophone et latino-américain, et ne connaît guère l'histoire de la psychanalyse en France. Onfray cite l'ouvrage de Henri Ellenberger, *Histoire de la découverte de l'inconscient* paru en 1970 (en anglais), traduit pour la première fois en français en 1974 et réédité en 1994. Il souligne qu'il s'agit là de la première grande révision de l'histoire officielle de Freud, ce qui est inexact puisqu'il oublie l'œuvre d'Ola Andersson (*Freud avant Freud. La préhistoire de la psychanalyse* (1962), Les empêcheurs de penser en rond, 1997), antérieure à celle d'Ellenberger. En outre, comme il date la parution du livre d'Ellenberger de 1991, il fait donc débuter l'historiographie savante avec vingt ans de retard, tout en soulignant qu'elle est encore occultée aujourd'hui, alors même qu'elle est en pleine expansion et que les archives de la LOC, après les grandes batailles des années 1990, sont en train d'être déclassifiées selon les règles en vigueur. Onfray se trompe également sur la date de parution du livre de Frank Sulloway, *Freud biologiste de l'esprit,* publié en anglais en 1978 et deux fois édité en français (1981 et 1998, Fayard). Il croit donc qu'aucun travail non hagiographique n'existe à ce jour sur Freud, ce qui lui permet de se présenter comme le premier auteur à redresser des légendes dorées, déjà invalidées depuis trente ans. Il ne fait d'ailleurs aucune différence entre histoire pieuse, histoire officielle, pensée irrationnelle, historiographie fondée sur des légendes noires et des rumeurs (courant dit « révisionniste » ou, en anglais, « destructeur de Freud ») et histoire savante. D'où un manichéisme absolu : d'un côté les «bons» anti-freudiens, de l'autre, les « mauvais » adeptes d'une affabulation.

Ignorant les travaux américains et ne connaissant Freud que par ce qu'il en a lu en français, Onfray se trompe également sur la date de parution de la correspondance non expurgée de Freud avec le médecin berlinois Wilhelm Fliess, essentielle pour décrypter les modalités de l'invention de la psychanalyse et les hésitations et errances du premier Freud. Celle-ci est pourtant disponible en anglais, allemand, portugais, espagnol depuis 1986. Elle a été traduite pour la première fois en français en 2006, soit vingt ans plus tard, ce qui fait croire à Onfray qu'elle a été occultée jusqu'à nos jours.

N'étant formé à aucune tradition de recherche universitaire, n'ayant aucune idée de ce qu'est l'internationalisation de la recherche en histoire, Onfray néglige la réalité du travail historiographique qui se fait dans ce domaine depuis des décennies, mais il s'appuie sur ce qu'il considère comme le nec plus ultra de la recherche historique : *Le livre noir de la psychanalyse* (Les Arènes, 2005), qui réunit une quarantaine de contributions. Si Freud y est traité d'escroc et de menteur, avide d'argent et incestueux par le courant historiographique révisionniste américain, les psychanalystes – français notamment – y sont accusés de complots et de contaminations diverses, les uns parce qu'ils auraient été défavorables à la vente de seringues pour les malades du sida – rumeur inventée de toutes pièces – et les autres parce que, adeptes de Françoise Dolto, morte en 1988, ils auraient favorisé après 2000 l'abaissement de l'autorité à l'école en idéalisant l'« enfant roi ». Quant à Jacques Lacan, il est comparé à un gourou de secte, tandis que l'ensemble des associations psychanalytiques sont brocardées pour avoir été à l'origine d'un véritable goulag freudien : au moins dix mille morts en France. Aucune source ne vient étayer cette affirmation insensée.

Contrairement à ses nouveaux amis qui ont réussi, comme il le raconte lui-même (*Crépuscule*, p. 585), à le convertir à la vraie vérité – celle de la conspiration des freudiens contre la société occidentale –, Onfray ne s'attaque qu'à Freud, laissant entendre que plus tard, dans un autre volume, il s'occupera de ses héritiers.

2. PORTRAIT DE L'AUTEUR EN DIEU SOLAIRE, HÉDONISTE ET MASTURBATEUR

Avant d'analyser le contenu du brûlot, il faut donner quelques indications permettant de comprendre comment Onfray en est arrivé à se « convertir » à l'anti-freudisme le plus radical.

Fondateur d'une Université populaire à Caen, il est connu pour avoir rassemblé autour de lui un vaste public qui suit son enseignement en croyant avoir affaire à une entreprise moderne de rénovation du discours philosophique. Convaincu que l'Université française et l'École républicaine sont des lieux de perdition dans lesquels des professeurs assènent à des enfants des vérités officielles dictées par un État totalitaire, Onfray a entrepris une révision de l'histoire des savoirs dits « officiels ». Il se veut libertaire, d'extrême gauche, adepte de Proudhon contre Marx et se proclame le défenseur du peuple exploité par le capitalisme. Aussi a-t-il été pendant un temps proche du Nouveau Parti Anticapitaliste avant d'appeler à voter pour le Front de Gauche aux dernières élections régionales. Depuis plusieurs années, il diffuse largement une « contre-histoire de la philosophie », qui prétend lever des refoulements sur des savoirs qui auraient été censurés par les professeurs, par le pape, par les prêtres. Aussi a-t-il mis au point une méthodologie qui s'appuie sur le principe de la préfiguration : tout est déjà dans tout avant même la survenue d'un événement.

Grâce à cette méthodologie, qui rencontre un vrai succès populaire auprès d'un public fasciné par ce qu'il croit être une insurrection des consciences, Onfray a pu affirmer qu'Emmanuel Kant, philosophe allemand des Lumières, n'était qu'un précurseur d'Adolf Eichmann – l'organisateur de la « Solution finale », qui se voulait kantien (*Le songe d'Eichmann*, Galilée, 2008) ; que les trois monothéismes (judaïsme, christianisme, islam) sont en eux-mêmes des entreprises génocidaires ; que l'évangéliste Jean est l'ancêtre d'Hitler ; que Jésus préfigure Hiroshima, et qu'enfin tous les musulmans de la planète sont des fascistes guidés par d'infâmes ayatollahs (*Traité d'athéologie*, Grasset, 2005).

À l'origine de cette sombre affaire, les Juifs, fondateurs du premier monothéisme – c'est-à-dire d'une religion sanguinaire, axée sur la pulsion de mort – seraient donc, selon Onfray, les responsables de tous les malheurs de l'Occident, les véritables « inventeurs de la guerre sainte » : « Car le monothéisme tient pour la pulsion de mort, il chérit la mort, il jouit de la mort, il est fasciné par la mort (...). De l'épée sanguinaire des Juifs exterminant les Cananéens à l'usage d'avion de ligne comme de bombes volantes à New York, en passant par le largage de charges atomiques à Hiroshima et Nagasaki, tout se fait au nom de Dieu, béni par lui mais surtout béni par ceux qui s'en réclament » (*Traité d'athéologie*, p. 201, 212, 228, etc.).

À cette humanité monothéiste (juive, chrétienne, musulmane) exclusivement vouée à la haine et à la destruction, Onfray oppose une humanité athéologique, soucieuse de l'avènement d'un monde hygiéniste, paradisiaque, hédoniste : celle orchestrée par un dieu solaire et païen, entièrement habité par la pulsion de vie et dont lui, Onfray, serait le représentant sur terre avec pour mission d'inculquer à ses disciples la meilleure manière de jouir sexuellement de leur corps et du corps de leurs voisins : par la masturbation. Bien qu'il ne sache pas de quoi il parle et qu'il ne cite pas le livre de Thomas Laqueur (*Le sexe solitaire. Contribution à une histoire de la sexualité*, Gallimard, 2004), Onfray se montre bien décidé à faire du pénis l'objet d'un culte phallique et volcanique hérité des anciens dieux de la Grèce, lesquels, en tant que présocratiques, seraient les précurseurs de Nietzsche. Que Nietzsche ait effectué un grand retour aux présocratiques ne fait pourtant pas de ceux-ci un précurseur de celui-là.

Au fil d'un enseignement fortement médiatisé, Onfray a réussi à convaincre un large public que les représentants de ce dieu païen, célébrant les vertus de la foudre, des comètes et des orages, n'ont jamais fait la guerre à quiconque et sont des pacifistes admirables. Dans cette Grèce vertueuse du bocage de Basse Normandie, inventée par Onfray, Homère n'existe pas, ni la guerre de Troie, ni Ulysse, ni Achille, ni Zeus, ni Ouranos, ni les titans, ni la tragédie…

Onfray raconte qu'il a été, dans son enfance, la victime de méchants prêtres « salésiens », dont certains étaient pédophiles (*Le crépuscule*, p. 15) et qui ont fait de lui ce qu'il est devenu. Rebelle en émoi, hanté par le complot œdipien qui se serait abattu sur lui, il affirme que son père, « malheureux employé de laiterie », aurait été la victime passive de sa mère tout au long d'un drame ayant pour toile de fond le « marché de la sous-préfecture d'Argentan » (p. 15). Cette mère haïe avait été elle-même abandonnée dans un cageot à sa naissance et elle en avait conçu une détestation de son propre fils, au point de le frapper et de lui prédire qu'il finirait sa vie sur l'échafaud : « Sans jamais avoir tué père (et surtout) mère, ni visé une carrière de bandit de grand chemin, encore moins envisagé l'art de l'égorgeur, je me voyais mal sous le couteau de la veuve. Ma mère si ! » (*La puissance d'exister*, Grasset, 2006, présentation par l'auteur).

Pour se venger de la haine que lui a inspiré sa mère, il a décidé d'attaquer celui qu'il considère comme le responsable de tous les complots contre le père : Sigmund Freud, dont on sait qu'il fut adoré par sa mère. Onfray l'avait admiré pourtant, au point de le lire dès son enfance en se masturbant (*Philosophie Magazine*, 36, février 2010, p. 10) puis d'inclure sa glorieuse histoire dans celle de l'athéologie (*Traité*, p. 265). Mais voilà que, depuis sa conversion, Onfray dénonce le complotisme freudien qui consiste, selon lui, à promouvoir la haine des pères et l'adoration des mères pour mieux les séduire sexuellement : telle est à ses yeux l'essence de la psychanalyse, pur et simple récit autobiographique de ce fondateur dépravé dont il « n'avait pas prémédité l'assassinat » (*Livres-hebdo*, p. 16).

Et du coup, il tente, contre Freud et contre le judéo-christianisme, de réhabiliter la figure maltraitée du père : un père solaire, flamboyant et phallique. Mais il n'aime les pères qu'à condition qu'ils ne soient jamais pères. Fervent adepte du célibat, Onfray ne cesse d'affirmer son refus de la paternité : « Les stériles volontaires aiment autant les enfants, voire plus, que les reproducteurs prolifiques […]. Qui trouve le réel assez désirable pour initier son fils ou sa fille à l'inéluctabilité de la mort, à la fausseté des relations entre les hommes, à l'intérêt qui mène le monde, à l'obligation du travail salarié ? […] Il faudrait appeler amour cet art de transmettre pareilles vilenies à la chair de sa chair ? » (*Théorie du corps amoureux* [2000], LGF, 2007, p. 218-220).

3. FREUD PERVERS SEXUEL, LA PSYCHANALYSE SCIENCE NAZIE

Pour mieux faire de son brûlot la suite logique de sa contre histoire des savoirs officiels, Onfray présente Freud comme un monstre pervers, maltraitant son père jugé pédophile, ayant abusé psychiquement de ses trois filles (Mathilde, Sophie et Anna), et commis l'adultère avec sa belle-sœur pendant quarante ans, de 1898 à sa mort. L'appartement de Vienne aurait été, selon lui, un lupanar et Freud un abominable Œdipe : il ne pensait qu'à coucher réellement avec sa mère (même à un âge avancé) puis à occire vraiment son père (même après la mort de celui-ci, survenue en 1896), et enfin a fabriquer des enfants incestueux pour mieux les violenter.

C'est ainsi que pendant dix ans, Freud aurait torturé sa fille Anna tout au long d'une analyse en forme de procès inquisitorial qui se serait déroulé de 1918 à 1929 et au cours de laquelle, chaque jour, dans le secret de son cabinet, il l'aurait incitée à devenir homosexuelle (*Le crépuscule*, p. 243-245). S'il est exact que Freud a bien analysé sa fille, la cure a duré quatre ans et non pas dix. Et quand Anna a commencé à se rendre compte de son attirance pour les femmes, Freud l'a plutôt incitée à s'orienter vers le travail intellectuel. Par la suite, quand elle a vécu avec Dorothy Burlingham et qu'elle a « adopté » les enfants de celle-ci, il a fait preuve de tolérance. Freud n'était ni homophobe ni misogyne, même si sa conception de la sexualité féminine est discutable et a été discutée de nombreuses fois.

Peu importe les discussions des féministes et autres chercheurs : Onfray affirme que le grand abuseur viennois n'était autre qu'un escroc « ontologiquement homophobe » (*Le crépuscule*, p. 513-513). L'homophobie ontologique selon Onfray serait très différente de l'homophobie politique. La première consisterait à faire de l'homosexualité une perversion et la deuxième viserait à « criminaliser » l'homosexualité. Cette distinction est d'autant plus ridicule qu'elle vise à faire entrer Freud dans la catégorie des pervers. Or, la vérité sur cette affaire est toute différente. Freud, au contraire de bon nombre de ses disciples, ne considérait pas l'homosexualité comme une perversion et il était favorable, politiquement, à une émancipation des homosexuels.

Une fois de plus, la thèse d'Onfray n'a aucun fondement, sinon d'exprimer la détestation qu'il voue lui-même à l'homosexualité masculine et féminine. En faisant de Freud un dictateur phallocrate possesseur de toutes les femmes – sa mère, ses sœurs, sa belle-sœur, ses filles, son épouse –, il parle encore de lui-même. N'a-t-il pas, à de nombreuses reprises, énoncé, en plus de son choix du célibat et de la non-paternité, son goût philosophique pour la polygamie solaire, érotique, hédoniste, volcanique, païenne et anti-judéochrétienne ?

Rien à redire à cela sinon que, s'agissant de Freud, il se transforme en inquisiteur de ce dont, par ailleurs, il prétend être l'adepte.

Cédant à une ancienne rumeur inventée par Carl Gustav Jung (et réactualisée par les révisionnistes de l'école américaine et les puritains) selon laquelle, Freud aurait eu, en 1898, une liaison avec Minna Bernays, la sœur de sa femme Martha, lors d'un voyage en Engadine (cf. Sigmund Freud, *Notre cœur tend vers le sud. Correspondance de voyage* 1895-1923, Fayard, 2005 et *Le nouvel observateur,* 1er février 2007), Onfray en vient à imaginer que celui-ci aurait eu des relations sexuelles perverses avec elle tout au long de sa vie, dans la chambre contiguë à la sienne et sous le regard complice de sa femme qui aurait souvent assisté aux ébats des deux amants. Pire encore, Freud aurait engrossé Minna pour l'obliger ensuite à se faire avorter. À l'évidence, Onfray, aussi peu soucieux des lois de la chronologie que de celles de la procréation, situe cet événement en 1923. Or, à cette date, Minna était âgée de 58 ans et Freud de 67.

Et Onfray d'ajouter que Freud aurait cédé à la tentation de subir une opération des canaux spermatiques destinée à augmenter sa puissance sexuelle afin de mieux jouir du corps de Minna : « Cette année-là, âgé de soixante-sept ans, écrit-il, Freud le scientifique se fait ligaturer les canaux spermatiques sous prétexte que ce genre d'intervention rajeunit le sujet et ravive les puissances sexuelles défaillantes – les tenants de la version hagiographique du héros renonçant à la sexualité pour sublimer sa libido dans la production d'une œuvre universelle, la psychanalyse, devront revoir leur copie... En revanche, pour les tenants d'une vie sexuelle active avec tante Minna, avec l'hypothèse d'un voyage effectué en Italie pour cause d'avortement, les choses paraissent cohérentes... Les hagiographes l'affirment benoîtement : cette ligature prévenait la récidive de cancer » (*Crépuscule*, p. 246). Et dans un entretien donné à *Livres-hebdo* (9 avril 2010, p. 16), il ajoute que Freud aurait aussi entretenu des « relations symboliquement incestueuses avec la fille de sa maîtresse. Avec Freud, le bordel n'est jamais très loin du monastère ». Mais qui est donc cette fille ? Minna n'a jamais eu d'enfant. On se demande comment le journaliste qui s'entretient avec Onfray peut avaler de telles sottises. À l'émission de Franz-Olivier Giesbert (France 2, 9 avril), il a même dit devant la mine réjouie de son interlocuteur – fier de recueillir des « révélations » de première main – que Freud avait « travaillé à l'Institut-Göring de Berlin entre 1935 et 1938 ». Or il n'a pas bougé de Vienne à cette époque. Quant à la collaboration des freudiens et de Jones à la politique d'« aryanisation » de la psychothérapie allemande orchestrée par Matthias Göring, elle est parfaitement connue des historiens : Freud a laissé faire – et c'est une faute politique grave – à la suite d'un long conflit dont on trouve la trace dans sa correspondance avec Max Eitingon (Hachette-Littératures, 2009) que Onfray ne cite pas puisqu'il ne connaît pas le détail de cette affaire. Onfray a affirmé en outre que Freud, avide d'argent, escroc, faussaire, menteur prenait pour ses séances à Vienne la somme de 450 euros, ce qui laisserait entendre que tous ses héritiers l'auraient imité. Pour qui connaît la réalité de la pratique psychanalytique – et même celle de ses pires dérives –, force est de constater qu'il s'agit là d'une conviction délirante.

Convaincu que Minna pouvait être enceinte à l'âge de 58 ans, et ignorant l'histoire de la médecine, Onfray attribue aux hagiographes d'avoir occulté la vérité concernant la sexualité de Freud. La réalité est toute différente : en 1923, Freud a en effet subi une opération de ligature dite « opération de Steinbach ». Cet endocrinologue était l'un des premiers à avoir découvert la fonction des cellules interstitielles qui sécrètent les hormones mâles. En ligaturant les canaux, il pensait obtenir une relative hypertrophie des cellules et par conséquent un « rajeunissement » du sujet. Comme on pensait à l'époque que la formation du cancer était partiellement due au processus de vieillissement, l'opération de « rajeunissement de Steinbach » était considérée comme un moyen de prévenir le retour du cancer (cf. Max Schur, *La mort dans la vie de Freud*, Gallimard, 1972, p. 434).

Défenseur du plaisir solitaire et solaire, Onfray accuse Freud, non seulement d'avoir engrossé sa belle-sœur, mais d'avoir favorisé une immense répression de la masturbation (*Le crépuscule*, p. 497-504). L'attaque est d'autant plus comique que Freud a été voué aux gémonies par de nombreux sexologues puritains du début du XXe siècle pour avoir condamné toutes les tortures que l'on infligeait aux enfants pour réprimer la masturbation (mains attachées dans le lit, appareils effrayants, excision des filles, menaces diverses, coups, etc.).

Obsédé par la pédophilie, Onfray ne cesse de faire des déclarations dans la presse pour dénoncer tous ceux qu'il soupçonne d'être les complices de ce crime. Reprenant à son compte des accusations grotesques contre Daniel Cohn-Bendit, et citant une fameuse pétition de 1977 signée par de nombreux intellectuels français favorables, à l'époque, à une révision de la loi sur la sexualité des adolescents (Sirinelli, *Intellectuels et passions françaises*, Fayard, 1990, p. 269-270), il n'a pas hésité, dans son blog de novembre 2009, à fustiger l'ensemble de l'intelligentsia française : des suppôts de la pédophilie, dit-il (« Pédophilie mon amour »). Et de même, il a pourfendu Roman Polanski et Frédéric Mitterrand : « La pédophilie a bonne presse, écrit-il. Quand Bayrou rappelle à juste titre que Cohn-Bendit caressait le sexe des enfants et se laissait caresser par eux, c'est Bayrou l'infâme ! [...] Quand la pétition contre la majorité sexuelle rassemble en 1977 la fine fleur des intellectuels d'alors [Derrida, Deleuze, Guattari,

Althusser, Sartre, Beauvoir, Sollers, etc.] mais aussi les désormais sarkozystes Kouchner, Bruckner, Glucksmann [...] personne ne trouve à redire, pas même Dolto, signataire elle aussi. »

Si Freud est un pervers sexuel, cela signifie pour Onfray que sa doctrine n'est que le prolongement d'une perversion plus grave encore en ce qu'elle a trait à des origines honteuses : elle serait, selon Onfray, le produit de quelque chose d'étranger au corps normal et sain de l'homme, un hétérogène lié à des stigmates précis. Elle serait donc l'inverse de la doctrine professée par ce dieu solaire et volcanique, source de vie et antithèse absolue du judéo-christianisme créateur de guerre, de destruction et de pulsion de mort. Aussi bien Onfray fait-il alors de la psychanalyse le « produit d'une culture décadente fin de siècle qui a proliféré comme une plante vénéneuse » (*Le crépuscule*, p. 566-567). Il reprend ainsi à son compte la grande thématique de l'extrême droite française qui, depuis Léon Daudet, a toujours comparé la psychanalyse à une science étrangère (« boche » ou « juive »), venant se greffer comme un parasite sur le corps de l'État-nation, une science mortifère, conçue par un cerveau dégénéré et née dans une ville dépravée (Vienne) au cœur d'un Empire en pleine déliquescence.

On ne s'étonnera donc pas de voir surgir sous sa plume, non pas une critique de la psychanalyse à la manière de Theodor Adorno, d'Herbert Marcuse, des féministes ou des culturalistes américains, ou encore de Gilles Deleuze ou de Michel Foucault, mais une accusation semblable à celle des adeptes du néo-paganisme anti-judéochrétien. Car c'est bien dans cette veine que se situe l'auteur du *Crépuscule d'une idole* quand, retournant l'accusation de « science juive » prononcée par les nazis contre la psychanalyse, il fait de celle-ci une science fasciste (*Crépuscule*, p. 566 et sq.) et de son fondateur une sorte de dictateur hitlérien adepte de l'inégalité des races (p. 533).

Le raisonnement est simple : accusant Freud d'avoir théorisé la notion de pulsion de mort et de l'avoir inscrite au cœur de l'histoire humaine, Onfray en vient à affirmer que puisque les nazis ont mené à son terme le plus barbare l'accomplissement de cette pulsion, cela signifie bien que Freud serait le précurseur de cette barbarie et aussi un représentant des anti-Lumières, animé par la « haine de soi juive » (*Crépuscule*, p. 228 et 476). Mais il aurait fait pire encore : en publiant, en 1939, *L'homme Moïse et la religion monothéiste*, c'est-à-dire en faisant de Moïse un Égyptien et du meurtre du père l'un des principes de l'avènement des sociétés humaines, il aurait assassiné le père de la Loi judaïque, favorisant ainsi l'extermination par les nazis de son propre peuple (*Crépuscule*, p. 226-227). Il serait donc, de nouveau par anticipation, un persécuteur de Juif, qui, ne pouvant pas s'avouer national-socialiste parce qu'il est juif, aurait transféré sa ferveur envers Hitler en une admiration pour Mussolini, au point de les imiter dans *Psychologie des masses et analyse du moi*, ouvrage publié en 1921 et qui ne traite pas de ce sujet : « À l'évidence, Freud, en tant que Juif, ne peut rien sauver du national-socialisme. En revanche, le césarisme autoritaire de Mussolini et l'austro-fascisme de Dollfuss illustrent à merveille les thèses de *Psychologie des masses et analyse du moi.* » Et Onfray prétend apporter la preuve de ce qu'il avance en utilisant une anecdote connue de tous les historiens.

En 1933, Edoardo Weiss, disciple italien de Freud, présente à celui-ci, à Vienne, une patiente qu'il a en traitement. Le père de celle-ci, Gioacchino Forzano, auteur de comédies et ami de Mussolini, accompagne sa fille. Au terme de la consultation, il demande à Freud de dédicacer un de ses livres pour le Duce. Par égard pour Weiss, qui sera contraint ensuite à l'émigration, Freud y consent et choisit *Pourquoi la guerre ?* écrit en collaboration avec Einstein (1932-33) : « À Benito Mussolini, avec le salut respectueux d'un vieil homme qui reconnaît en la personne du dirigeant un héros de la culture.» Par la suite, Weiss demandera à Jones de passer sous silence cet événement, mais celui-ci s'y refusera, allant même jusqu'à accuser Weiss de complicité avec Mussolini.

Sans connaître les détails de cette affaire, à propos de laquelle il se trompe lourdement, Onfray en conclut que Freud est un fasciste (*Crépuscule*, p. 524-532) et que *Pourquoi la guerre ?*, écrit en collaboration avec Einstein, est une apologie du crime.

Quand on sait que Freud fut un penseur des Lumières sombres et jamais l'adepte des anti-Lumières, qu'il souligna que le meurtre du père était l'acte fondateur des sociétés humaines à condition toutefois que le meurtre fût sanctionné par la Loi (modèle des tragédies grecques) et qu'il était l'admirateur autant de Cromwell (le régicide) que de la monarchie constitutionnelle anglaise (capable de sanctionner le régicide), on se demande comment Onfray peut soutenir de telles extravagances.

Si la psychanalyse est, comme il l'affirme, une science nazie et fasciste, cela signifie qu'elle est incompatible avec la démocratie. Mais pourquoi alors ne s'est-elle développée que dans les pays où s'était instauré un État de droit ? Pourquoi a-t-elle toujours été bannie, en tant que telle, par les régimes totalitaires ou théocratiques, même quand ses praticiens collaboraient avec de tels régimes ? Onfray ne se pose pas la question et se contente d'affirmer que si elle a eu du succès, c'est parce que Freud a organisé des « milices » pour la défendre, la transformant ainsi en une religion fanatique favorisant la guerre et les boucheries de guerres, préfigurant Auschwitz, Hiroshima et les guerres coloniales. En conséquence, elle ne devrait sa survie qu'au fait qu'elle poserait une adéquation entre bourreau et victime.

Refusant le principe même de l'histoire des sciences selon lequel aucune norme ne doit être essentialisée par rapport à une pathologie – puisque les phénomènes pathologiques sont toujours des variations quantitatives des phénomènes normaux –, Onfray reconduit une vision manichéiste de la relation entre le normal et le pathologique. Il la pense selon l'axe du bien et du mal : d'un côté le paradis de la norme (les adeptes du dieu solaire, pacifistes et hédonistes), de l'autre, l'enfer de la pathologie (les fous, les salauds, les pervers, les monstres, les chrétiens, les Juifs, les nazis, les musulmans). Tant et si bien qu'il en vient à affirmer que la psychanalyse n'est pas capable - pas plus que Freud lui-même – de distinguer le bourreau de la victime, puisque, pour elle, « tout se vaut » : le malade et l'homme normal, le fou et le psychiatre, le pédophile et le bon père, etc. Et, à propos de l'extermination des quatre sœurs de Freud par les nazis, il en conclut « qu'on ne peut pas comprendre le problème de la Solution finale qui saisit la famille Freud. De quelle manière saisir intellectuellement, dit-il, ce qui psychiquement distingue Adolfine, morte de faim à Theresienstadt, et ses trois autres sœurs disparues dans les fours crématoires en 1942 à Auschwitz et Rudolf Höss, puisque rien ne les distingue psychiquement sinon quelques degrés à peine visibles et comptant pour si peu que Freud n'a jamais théorisé cet écart minime, pourtant tellement majeur ? » (*Crépuscule*, p. 566).

Notons au passage qu'Onfray se trompe de camp : Rosa fut exterminée à Treblinka et Mitzi et Paula à Maly Trostinec. Si la « Solution finale » a bien saisi la famille Freud, ce n'est certainement pas dans ce face à face sans « distinction psychique » imaginé par Onfray entre le Commandant du camp d'Auschwitz (Höss) et les quatre sœurs du fondateur de la psychanalyse, accusé d'avoir éliminé, par anticipation, toute différence entre l'exterminateur et ses victimes.

« Que la haine soit l'autre visage de l'amour, écrit Onfray parlant de Freud, qu'on me permette de douter, d'abord parce qu'il n'y a pas chez moi de haine de la psychanalyse [...]. » Et il ajoute : « Toute haine d'une victime juive pour son bourreau nazi me semble loin de signifier chez elle un autre nom de l'amour! Il faut en finir avec ce genre de pseudo-argument freudien que le rien est l'une des modalités du tout, que le blanc est l'une des modalités du noir, que la critique (ouverte) de Freud est l'une des modalités (inconsciente) de l'amour de Freud » (*Lire*, mars 2010, p. 35).

Emporté par le déni de sa haine, Onfray ne cesse d'attribuer au fondateur de la psychanalyse ses propres obsessions. C'est bien Onfray et non pas Freud qui se permet d'affirmer que la haine d'une victime juive pour son bourreau nazi est l'autre nom de l'amour. Et c'est de son imagination qu'est sorti le scénario macabre de ce face à face entre Rudolf Höss et les quatre sœurs de Freud.

Puisque la psychanalyse n'est que l'autre nom d'une science fasciste inventée par un Juif haineux et pervers, on comprend qu'Onfray se livre, à la fin de son ouvrage, à une réhabilitation systématique des thèses paganistes de l'extrême droite française avec lesquelles il entretient une forte relation de connivence.

Ainsi fait-il l'éloge de *La scolastique freudienne* (Fayard, 1972), ouvrage de Pierre Debray-Ritzen, pédiatre et fondateur de la Nouvelle droite, qui n'a jamais cessé de fustiger autant le divorce et l'avortement que la religion judéo-chrétienne, hostile selon lui, à l'éclosion d'une vraie science matérialiste. D'où sa revendication d'un athéisme forcené fondé sur le culte du paganisme : « Sur la fin de sa vie, écrit Onfray, cet oncle de Régis Debray qui n'en peut mais (*sic*) animait une émission sur Radio Courtoisie, un média clairement à la droite de la droite [...]. Comment entendre la justesse de bons arguments critiques dans un monde où l'essentiel de la classe intellectuelle communie moins dans la gauche que dans son catéchisme ? »

Non content de s'en prendre à la gauche française, dont il prétend faire partie, Onfray vante les mérites d'un autre ouvrage, issu de la même tradition, *Mensonges freudiens. Histoire d'une désinformation séculaire*, publié en Belgique par Jacques Bénesteau (Mardaga, 2002), préfacé par un proche du Front national, soutenu par le Club de l'Horloge et dans lequel on peut lire (p. 190-191) qu'il n'existait pas d'antisémitisme à Vienne durant l'entre-deux-guerres puisqu'à cette époque de nombreux Juifs occupaient des postes importants dans toute les sphères de la société civile : « Dans son ouvrage, écrit Onfray, Bénesteau critique l'usage que Freud fait de l'antisémitisme pour expliquer sa mise à l'écart par ses pairs, son absence de reconnaissance par l'université, la lenteur de son succès. En fait de démonstration, il explique qu'à Vienne à cette époque nombre de Juifs occupent des postes importants dans la justice la politique, l'édition, ce qui lui vaudra d'être rangé dans le camp de "l'antisémitisme masqué" par Elisabeth Roudinesco » (*cf.* « Le club de l'horloge et la psychanalyse : chronique d'un antisémitisme masqué », in *Les temps modernes*, 627, avril-mai-juin 2004). « Masqué, reprend-il, autrement dit invisible bien que présent et réel [...]. Or, la lecture de ce gros livre ne contient aucune remarque antisémite (*sic*), on n'y trouve aucune position qui dirait la préférence politique de son auteur » (*Crépuscule*, p. 596).

Au terme de son furieux réquisitoire, Michel Onfray souscrit à la thèse selon laquelle Freud – homophobe, misogyne, défenseur du fascisme, responsable par anticipation de l'extermination de ses sœurs, adepte d'une sexualité malsaine et d'une conception pervertie des relations entre la norme et la pathologie – aurait inventé des persécutions antisémites qui n'existaient nullement à Vienne, manière de voir partout et en toutes circonstances – dans la plus pure tradition de l'idéologie complotiste française (d'Augustin Barruel à Édouard Drumont) – la main, l'œil et le nez de Freud.

À la lecture d'un tel ouvrage, dont l'enjeu dépasse largement le débat classique entre adeptes et opposants à la psychanalyse, on est en droit de se demander si les considérations marchandes qui ont conduit à cette publication ne sont pas désormais d'un tel poids qu'elles seraient susceptibles d'abolir tout jugement critique et tout sens de la responsabilité ? La question en tout cas mérite d'être posée et le débat est ouvert.

---

[1]Grasset, avril 2010, 610 pages.
[2]Nous publions, avec l'accord de l'auteur, le texte intégral de ce communiqué, paru en partie dans le journal *Le Monde* du 16 avril 2010.

Cabinet de lecture

Aaron Appelfeld
Et la fureur ne s'est pas encore tue
(Ve Haza'am Od Lo Nadam, 2008)
Traduit de l'hébreu par Valérie Zenatti
Paris, Éditions de l'Olivier, 2009

Raymonde Coudert

Depuis *Histoire d'une vie*[1], Aaron Appelfeld (dont le premier livre est paru en 1962[2]) est engagé dans une expérience d'écriture singulière, consistant à laisser affleurer, par tous les moyens de sa langue d'écrivain – l'hébreu – ce qui a été par lui vécu vers l'âge de dix ans comme une radicale dévastation des langues qu'il parlait *avant* la Deuxième Guerre mondiale, et presque jusque du langage et de la parole elle-même. J'écris « vécu comme... », mais il n'y a pas abondance, dans l'écriture d'Aaron Appelfeld, de comparaisons et de métaphores. Si ses personnages en font usage, lui-même en tant qu'auteur et en tant qu'homme qui se plie aux interviews, en est peu prodigue. De même que des adjectifs. Si une figure peut toutefois caractériser son écriture, peut-être est-ce la métonymie. Le fait que le héros de la *Fureur* porte les initiales BB, en sous-entend la possibilité ; comme si, entre le livre princeps (*Histoire d'une vie* – qui n'est pas le premier livre) et celui-ci (qui n'est pas le deuxième), un saut métonymique se produisait dans l'alphabet du sujet BB au sujet AA – et vice versa, saut qui permet le déploiement d'une nouvelle histoire, répétant et différant [de] la première vie écrite. D'ailleurs, tous les autres livres (une trentaine) d'Aaron Appelfeld réécrivent chaque fois tout ou partie d'*Histoire d'une vie*. Métonymie, décidément...

Bruno Brumhart, le personnage principal de la *Fureur*, est le fils unique d'un couple de Juifs communistes militants avant la guerre, quelque part dans une ville des Carpates. Un accident (non dévoilé) le laisse, tout enfant, amputé de la main droite. Surviennent les persécutions des communistes, des Juifs communistes, des parents écrasés « par le pied brutal du Parti même » [33][3], puis des Juifs ; puis c'est la vie dans le ghetto pendant un an et demi. Et, comme dans un *continuum* obscur, le camp sans nom où le fils mutilé, désormais protégé par d'autres déportés, se mêle aux équipes qui bâtissent des baraquements, dans des conditions de plus en plus sauvages, jusqu'à la construction de fours industriels dont la destination leur reste d'abord incompréhensible. Sauf pour quelques rares déportés, qui incendient le camp. Bruno s'enfuit et trouve refuge dans la forêt où il reconnaît bientôt trois des siens : Siegfried Traub, le contremaître, fils de chrétiens dont « le nom parle pour lui » [55], Yossef-Haïm, l'homme pieux et silencieux, Hersh, le sourd-muet qui sait tout faire et parle avec tout son corps. Le quatuor improbable survit comme un seul et même organisme vivant jusqu'à la libération des camps par l'armée rouge. Alors, tout le monde veut « rentrer à la maison » [44]. Seul Bruno Brumhart est d'emblée traversé par la certitude ravageuse qu'il n'y a plus nulle part où aller, plus personne « à la maison » [43].

Je pourrais continuer à résumer le livre (dans la deuxième partie, Bruno Brumhart se lance dans le commerce, gagne beaucoup d'argent, se marie, a un fils, restaure un château dans le sud de l'Italie où il accueille les déportés, garde ses amis et finit par aller vivre à Tel Aviv), mais ce serait au prix de l'appauvrissement de sa substance ; en limitant le foisonnement de son écriture et de ses péripéties ; en faisant fi de cette affirmation de l'auteur selon laquelle la vie disjoint sans relâche les « morceaux épars » de ce qu'on appelle pourtant une vie ; et au risque de désincarner l'indéniable valeur d'apologue de chacun des 86 textes de trois pages, jamais davantage, qui composent le livre. Peut-être est-il préférable de suivre quelques-unes des voies ouvertes par l'écrivain autour des thèmes qu'il travaille, ici comme dans ses précédents livres : la séparation, l'irreprésentable, l'irréparable, l'irracontable, la lutte, la survie, la douleur, la mémoire, l'argent, le travail, la substance nécessaire de *la vie d'âme* (comme écrit Freud), l'avant et l'après, le difficile amour des hommes, la langue...

Bruno Brumhart, l'homme de cinquante ans qui dit « je » pour raconter sa vie dans la *Fureur*, a choisi le chemin difficile qui consiste à « réparer ce que la vie a gâché » [60]. Sa méthode est expérimentale ; son actualité ne cherche à regarder ni vers le passé ni vers le futur : les déportés ont touché à leur corps défendant le fond de l'inhumanité ; il faut construire un lieu – un beau château près de Naples –, et un temps – tout le temps qu'il faudra –, au sein desquels ils pourront regagner jour après jour, phrase musicale après phrase musicale, ligne après ligne de la Bible, nuit après nuit, rêve après rêve, et même bière après bière, une humanité peut-être pas complètement partageable, mais tout au moins vivable. Ainsi peut-être pourront-ils supporter l'amputation radicale d'une partie vitale de leur être arrachée par la guerre. C'est la mutilation irréversible qui souffle sa méthode à Bruno, pour revenir de la détresse absolue : la perte de la main qui écrit, dessine, joue de la musique, tourne les feuillets du Livre. Il faut faire *sans*. Sans se plaindre, mieux que les autres, plus que les autres. Et il faut faire sans savoir pourquoi, ni comment c'est advenu. Mais c'est là.

Quand Bruno Brumhart se sépare de ses trois amis de la forêt, peu après la libération des camps par les soldats russes [41], il réussit déjà dans les affaires grâce au marché noir – où il excelle. Il confie plus tard la gestion du château à Werfel, ex communiste et ami de ses parents, qui a compris en un éclair la mission très particulière que lui confie Bruno : « tirer les réfugiés de la fange » ; tenir table ouverte – d'une nourriture d'exception –, « transfigurer les réfugiés » [51] avec trois concerts par jour (Schubert, Brahms, Bach) et trois lectures de la Bible ; dispenser du superflu, du luxueux, de l'âme [54] : « Il ne s'agit pas de promettre ou de proposer une vie normale [à ceux dont les racines ont été arrachées par les camps], mais de procurer de la noblesse » [24] ; d'accueillir « les enfants d'Israël » – « ces princes » qui ont oublié que « c'est en eux que subsist[ent] les voix et les éclairs qui [ont] accompagné la parole divine » sur le mont Sinaï [8]. Mission dont on comprend bientôt qu'elle n'est pas une simple opération de remémoration, ou l'extension d'un empire commercial, mais « une prière avant la prière », un prélude à « la libération des âmes » [50], la mise en place d'une « insurrection sociale et spirituelle » qui procurera « la vie porteuse de sens, débordante de beauté et de délicatesse », une préparation enfin à des actions bien terrestres, et appartenant bien à ce monde et à ce temps : « Éparpillés sur l'ensemble du continent, ils [mes hommes] fondaient d'autres agences, gagnaient les antisémites et empoisonnaient les assassins notoires. La pensée que les assassins ne dormaient pas la nuit, terrifiés par la vengeance, arrivait à me sortir parfois de ma mélancolie. » Ainsi rêve Bruno, qui recense dans le secret de ses chambres, à l'aide de son moignon, les piliers de sa stratégie – ses employés, émissaires, agents, messagers, hommes, fidèles, amis, tiennent des positions « de la Méditerranée jusqu'à la mer du Nord » – pour, dans un premier temps, rallier tous les réfugiés à un grand réseau commercial [49]. Ainsi garde-t-il dans ses cachettes l'argent nécessaire au développement de « son organisation clandestine et noble », son argent qu'il « place dans le cœur des hommes » [86]. Et la liste des assassins [64].

Pendant ce temps, distribuer « la nourriture de l'âme » au château se révèle sinon joyeux du moins possible, au besoin avec quelques coups de poings, quand la cupidité, la violence et l'incompréhension des réfugiés s'imposent trop brutalement contre ce « don étrange » [43]. Le recevoir est en effet beaucoup moins facile que de le faire. C'est ce que constate Bruno, qui voit déserter des agents préférant émigrer en Amérique avec leur magot, et se contenter d'une « maison parfaitement meublée, auprès d'une femme sans imagination et faisant d'eux des êtres aux ailes coupées » [49]. C'est que certains sont inaccessibles au don qu'ils considèrent comme un dû, aussi bien qu'à la mission d'une « organisation clandestine et noble », capable d'opérer, partout sur la terre massacrée par la guerre, de véritables greffes de la culture éradiquée dans la vieille Europe, et de semer et faire germer de nouveau les richesses spirituelles et intellectuelles désormais anéanties de la diaspora : « Il y a quelques jours, j'ai appris que des Juifs étaient arrivés là-bas [à trois cents kilomètres au nord d'Oslo]. L'un d'eux avait en sa possession un petit rouleau de Torah écrit par son grand-père [...]. Mon émissaire a réuni les dix hommes nécessaires à un office et ils ont prié. Quant à moi, je ne sais toujours pas prier mais je ne me lasse pas d'être ému par ceux qui y parviennent » [49].

Ici se pose sans doute la question la plus grave qui parcourt le livre d'Aaron Appelfeld, sur l'injonction à « monter en Israël » [62], à « monter à Jérusalem » [75] après la guerre.

L'irréparable blessure de l'enfant est le foyer du livre, littéralement son cœur ardent. Un événement a eu lieu, rendu plus terrible par son caractère énigmatique, et qu'aucun fragment de récit ne viendra jamais résoudre : « Il s'est passé quelque chose. C'est dans [notre] cour que j'ai assisté au drame [...]. Il me semble que je suis encore [...] étendu sur le sol » [2]. D'abord, la douleur hurlante, l'étouffement de l'amputation, la détresse qui révulse tout l'être, la longue cicatrisation, la prothèse insupportable. Puis l'acceptation de la mutilation qui construit un organe nouveau, et même, comme dans les métamorphoses d'Ovide, un corps nouveau : fort, de plus en plus fort, bientôt presque aussi invincible que celui du père [4]. Et tout de suite, « le moignon bat », aux aguets, relié non seulement à toutes les autres parties du corps, mais au monde, aux temps, aux autres. Le moignon parle, mais une langue silencieuse. Il fait voir, mais des images invisibles. Il procure des rêves, mais qui se réalisent [3]. Il réveille les voix aimées de la mère et du père. Il est l'unique garant de la filiation [30]. Il ranime la force et donne la rage nécessaire à la survie [5]. Sa voix sait chuchoter, gémir, se taire, rire. Il tient le long cordon jamais rompu avec *avant*. Il est un autre en soi, un autre soi : il fomente à lui seul le complot intime et de longue haleine contre la déchéance. Tour à tour maternel et paternel, il alerte, réconforte, reçoit et transmet des messages. Il est la mémoire et connaît l'art d'appeler les visages aimés, non pas métaphoriquement mais réellement : « Le moignon *convoquait* les visages de mes parents près du mien » [67]. Garant de la vérité [32], il lit à distance les faits fragmentaires de l'histoire, et en informe le fils afin qu'il le sache et le fasse savoir à son tour : « Mère n'est plus au ghetto. On l'a déportée avec deux cents femmes, dans un camp où elles cousent des uniformes pour l'armée du Reich » [32].

Au mitan du livre, exactement, le chapitre 43 vient confirmer l'irracontable, par la bouche d'un survivant, lui aussi ancien communiste et ami des parents de Bruno. Ils avaient créé ensemble des cellules clandestines dans les Carpates ; la police les traquait et donna un jour l'assaut contre leur maison : « - [...] Tu avais trois ans. Ils ont tiré [...]. Ta mère a été blessée, et toi aussi. » Du temps du ghetto, la mère n'avait-elle pas dit à son fils qu'elle avait quelque chose d'important à lui raconter ? « Sans notre séparation brutale, elle m'aurait sûrement raconté. » Le moignon réunit le témoin, le survivant, l'historien. Sans lui, sans ce manque, sans l'irrémédiable absence qu'il actualise en permanence dans le corps, il n'y a pas de livre, pas d'écriture possibles. Il est l'écrivain.

Toutes les tensions du livre s'élaborent autour du seuil brûlant de l'amputation : quelque chose a été retranché mais demeure. Et il est tout aussi vital que cela ait été retranché et que cela demeure. À vif. Dans la tension entre l'action des Juifs communistes et la mystérieuse fonction de la prière, il n'est pas anodin que la mère militante vole au-dessus du ghetto avec des ailes. Dans la tension entre l'avant et l'après, les mots d'avant-guerre sont à jamais devenus impossibles ; la langue est mutilée, il faut en rendre témoignage ; il n'est pas anodin que Hersh soit un survivant qui « entend et parle non pas avec les organes qui ont été destinés à cela, mais avec tout [son] corps » [30], qu'il parle un « langage solide, sans rien de superflu, gestes et voix étranglée » [39], une langue faite de « syllabes [écrasées] ressemblant à des gémissements étouffés » [39]. Dans la tension entre la mémoire et l'oubli, les « normalistes » corrompent les autres parce qu'ils ont « fait un pacte avec l'oubli » et qu'ils prônent l'effacement [66].

C'est pourquoi il faut être attentif à la langue et à ce qui, *d'une manière ou d'une autre*, est écrit.

Au château de Werfel, près de Naples, la musique et le texte de la Bible tressent la double langue nécessaire pour accéder de nouveau à l'intériorité qui a été ravagée et détruite en chacun.

Il suffit qu'un seul fragment de Torah ait traversé la guerre pour que la langue ne soit pas perdue. Car la prière n'est autre que la retrouvaille de l'assemblage des syllabes de l'enfance ; la mélodie et le rythme de la langue dévastée que seul le rêve garde intacte [58].

De même, des lettres qui finissent par « Nous pensons à toi et nous t'aimons » [46] voyagent entre les amis qui se sont quittés au sortir de la forêt. Siegfried écrit à Bruno sur la route du retour dans leur ville des Carpates. Il est obligé aussi de lui écrire que, cinq ou six cents kilomètres plus loin, dans leur ville enfin atteinte, « il n'y a plus un seul Juif », et que seules « quelques lettres hébraïques se balancent sur les murs [de la synagogue] transformée en dépôt agricole » ; « cette ville était la nôtre mais [...] elle nous [est] étrangère [...]. Tout [est] exactement pareil, sauf les odeurs » [52]. Bruno Brumhart a eu raison : nulle part, nul lieu.

Bruno, lui, dessine contre l'oubli : « les bandes de terre qui n'avaient aucune forme ou couleur dans [s]on esprit [mais qui gardaient] la mémoire du sommeil de Hersh et des prières de Yossef-Haïm » [40], et qu'il veut « montrer à [ses] parents » après la guerre. Il remplit un cahier entier avec les croquis du « camp, [du] portail, [des] baraquements et [d]es constructions industrielles dont nous ignorions l'usage » [40].

Le dessin est pour lui une sorte de mezouza portative : il dessine pour protéger contre la disparition les lieux où Siegfried, Yossef-Haïm, Hersh et lui-même ont vécu, dans la forêt, sur les routes, au camp. Sinon il se sent éparpillé, ayant abandonné une parcelle de lui-même sur chaque morceau de terre [29].

Plus tard, il cache les croquis dans ses cachettes, avec l'argent et les listes codées. Il conserve les scènes qu'il a passé des heures à croquer « pour conserver une trace du prodige dont nous étions les témoins, si porteur d'espoir » : « les premiers jours de la libération [...]. Au premier plan Siegfried, Yossef-Haïm et Hersh près du feu, et à l'arrière-plan, l'orchestre des soldats russes » [64].

Longtemps après, dans sa maison au bord de la mer à Tel Aviv, il écrit. Et quand il n'arrive pas à écrire, il dessine. À moins qu'il ne regarde les croquis d'autrefois : la maison de ses parents, intacte ; la remise où ils s'abritaient au ghetto, inchangée ; les traits du visage de la mère et du père [86], qui vieillissent doucement, en même temps que lui.

On voudrait ne pas conclure, et lire encore et encore ce livre de stratégie contre l'oubli, qui connaît tout le prix du « se souvenir ». Ce livre plein de silence, doux, élégiaque et torturé. Torturé, parce qu'« écrire c'est fouiller une blessure et dévoiler une partie intime de l'âme » [74]. Ce livre qui ne porte la mention d'aucun genre – récit, roman, témoignage, fiction, essai... – parce qu'il les transcende et les subsume, tout en les déplaçant radicalement. Ce livre où l'écrivain aménage un espace en prose, entre *l'avant,* à l'écart de ceux pour qui le passé ne peut que nourrir l'illusion d'un retour ou les lamentations de ce qui a été perdu, et *l'après* qui ne ferme pas l'avant, mais ouvre au contraire la quiétude et le silence capables d'accueillir ce que trace la main qui manque.

---

[1]*Sippur haim,* Keter, Jérusalem, 1999, traduction française Valérie Zenatti, Paris, Éditions de l'Olivier, 2004.
[2]*Fumée,* Ashan, nouvelles, Achshav, 1962.
[3]J'indique entre crochets le numéro des chapitres en référence, et non des pages de l'ouvrage.

Colette Soler

Lacan, l'inconscient réinventé

Paris, PUF, 2009, 246 p.

Karima Lazali

En introduction de son premier séminaire, *Les écrits techniques de Freud*, tenu en 1953 mais publié en 1975, Jacques Lacan formulait sa position de lecteur de Freud en ces termes : « Cet enseignement est un refus de tout système. Il découvre une pensée en mouvement [...]. La pensée de Freud est la plus perpétuellement ouverte à la révision. C'est une erreur de la réduire à des mots usés. Chaque notion y possède sa vie propre. C'est ce qu'on appelle précisément la dialectique. » Cette direction maintenue par Lacan tout au long de ses enseignements est celle-là même que Colette Soler emploie dans sa lecture de Lacan.

C'est avec une grande rigueur que l'auteur déplie de manière patiente tout au long de son ouvrage ce que Lacan à cerné de l'inconscient freudien. L'auteure (C. Soler) déplie les répercussions de cette trouvaille lacanienne tant sur le plan de la clinique que sur le plan politique, c'est-à-dire au niveau des effets d'une pratique sur la construction du lien social.

La psychanalyse dans sa dimension biface de théorie et de pratique se soutient d'une conception du sujet à partir de laquelle s'oriente une direction de la cure. Pourtant, comment penser le sujet de l'inconscient, alors que ce dernier est sans sujet ? À quel forçage, voire à quel leurre nous conduit tout travail nécessaire de théorisation, dès lors qu'il est rendu possible à la condition de réduire, voire d'effacer l'insaisissable, soit le sujet ? Comment la psychanalyse peut-elle en venir à travailler contre ce qui se révèle d'inédit dans la cure, à savoir « une vérité sans sujet » ? N'est-ce pas le meilleur moyen de participer de sa place de psychanalyste à l'écrasement du vif de tout travail de subjectivation ?

Colette Soler soulève dans cet ouvrage ces questions aussi fondamentales que scandaleuses concernant une certaine complaisance du psychanalyste envers le discours capitaliste et ses incidences. En effet, elle démontre en quoi une conception de la psychanalyse uniquement orientée par le sens et le déchiffrage repose sur une forme d'« horreur » de l'inconscient tel que Lacan a tenté de le cerner tout au long de son enseignement, pour en définitive le définir comme incernable. Ainsi, elle souligne comme anti-analytique une conduite de la cure qui irait dans le sens d'une défense contre l'émergence de l'inconscient réel et son insistance diabolique. L'auteur invite les psychanalystes à désormais se soutenir dans leurs pratiques de la « réinvention » lacanienne de l'inconscient freudien. Autrement dit, ne pas céder sur une conception de la cure qui produit et maintient ouverte la division du sujet. Sans cela, la cure analytique travaille contre sa visée de subjectivation . C'est en ce sens qu'une analyse qui substitue le sens à cet « insensé » qu'est l'inconscient, participe d'une certaine forclusion de la division du sujet, forclusion promue par le discours capitaliste.

Le dispositif de la cure est un montage fictionnel qui consiste à faire émerger ce qui reste d'indéchiffrable et d'hermétique au sens. Pour cela, la pratique de la parole et plus précisément ses tours et ses détours servent à accéder au sens pour aller vers son évidement, son naufrage, son ailleurs insensé. Est-ce à dire que cette direction de la cure est réglée au plus près de la construction de la subjectivité humaine ?

L'analysant poussé par la souffrance, qui est un effet de sa vérité subjective, vient à l'analyse dans une demande de sens en quelque sorte supplémentaire, alors que ses symptômes peuvent être lus comme une forme de saturation de sens (par la carence ou par l'excès). Ce que C. Soler nomme le « symptôme d'entrée » dans l'analyse se propose au départ comme un enchaînement de déterminations multiples et diverses. En d'autres termes, l'analysant n'a point besoin d'un analyste pour étoffer les divers sens contenus dans ses symptômes. Si l'analyse produit de l'« inédit » et pas seulement du « déjà là » (p. 20), souligne l'auteur, c'est bien parce qu'elle œuvre à faire émerger de l'indétermination, du contingent qui est sans cesse recouvert par « l'inconscient fantasme ». Ainsi se profile une définition du symptôme qui d'une part est l'expression de l'inconscient-fantasme, celui qui en appelle au déchiffrage et au plus de sens, et d'autre part, l'inconscient-réel, qui serait le « noyau » indéchiffrable du symptôme. Le symptôme comme véhicule de la vérité subjective du sujet est structuré par « un savoir sans sujet ».

C'est là tout le paradoxe à partir duquel l'analyste opère dans la cure. Car le transfert, en tant qu'il « suppose un sujet au savoir attendu, est aussi une sorte de dénégation de l'inconscient, en tant que justement l'inconscient est « du savoir sans sujet » (Lacan) (p. 46). Le transfert, instrument de l'analyse, travaille aussi contre l'émergence de ce qui structure la subjectivité, son « noyau ». Alors comment accompagner l'analysant vers la trouvaille « d'un bout de savoir », tout en maintenant la direction du non savoir et de l'indétermination, c'est-à-dire de ce que l'auteur nomme l'ICSR ?

La réinvention de l'inconscient par Lacan impliquerait pour C. Soler cette conception de la psychanalyse. Bien entendu, là s'inscrit une rupture radicale avec la pratique des postfreudiens. « L'analyse orientée vers le réel » comporte des effets cliniques inédits. Est-ce à dire que l'inconscient supposé par le symptôme d'entrée dans l'analyse sert à faire écran à l'inconscient réel, *qui est un* reste non localisable ? Le symptôme pris dans l'analyse se supporte d'une béance, et C. Soler d'écrire : « D'un côté donc, un sujet qui court après la vérité, mais qui la rate car elle n'est jamais toute [...]. De l'autre côté, ce savoir qui se manifeste par son intrusion affectant l'être, mais qui n'est pas du sujet. La faille désigne là une impossible conjonction des impasses qui marquent les deux bords : d'un côté, disant la vérité je la rate ; de l'autre, l'inconscient réel est insubjectivable et inépuisable. » C'est pourquoi le psychanalyste qui cherche à faire de la théorie ne cesse de refermer l'ICSR et de se tenir dans un « inconscient-fantasme ». Nulle activité intellectuelle de pensée n'échappe au travail fantasmatique. D'ailleurs, c'est là que réside la grande finesse de l'auteur, qui tente de mettre au travail par son style ces deux dimensions de l'inconscient sans que l'une recouvre l'autre. On comprend donc notre difficulté à résumer dans une note de lecture le vif du propos de C. Soler, qui échappe à toute saisie d'ensemble. Il reste donc que la lecture de cet ouvrage par le singulier de chaque-un est incontournable pour se laisser traverser par ces deux dimensions.

« Une analyse orientée vers le Réel » comme « insensé » comporte un éclairage sur le symptôme produit à la fin de l'analyse. Pour C. Soler, les effets thérapeutiques de la cure entraînent un remaniement certain des symptômes d'« entrée dans l'analyse ». Pour autant, il en reste quelque chose qui est en quelque sorte vidé de sens mais dans lequel il s'agit de « s'y reconnaître ». L'auteure considère qu'il s'agit là « d'une identité de jouissance... qui répond au que suis-je d'entrée ? » (p. 105) Les effets thérapeutiques de la psychanalyse sont évidents dans la mesure où ils sont pensés non pas comme un effacement du symptôme, mais plutôt comme un remaniement du rapport du sujet à sa jouissance. Un trajet se dessine autour du symptôme entre l'entrée dans l'analyse et la sortie. Il est question de passer de la plainte et la souffrance occasionnées par les symptômes de départ à la construction de ce que C. Soler nomme « un symptôme heureux » (p. 110). Ce symptôme de sortie viendrait en position d'« identité », sorte de style singulier construit en place de la « [...] solution qu'un inconscient se donne à la castration, qui, elle, est par contre un malheur universel ». Ainsi, le singulier rejoint l'universel à partir « d'une identité de séparation ». Telle est la manière dont l'auteur propose de penser le sinthome, et l'épineuse question de l'identité. Loin de réfuter ce terme sous prétexte qu'il ne s'agirait pas d'un concept de la psychanalyse, C. Soler le met au travail dans une pensée de la fabrication du lien social et du lien entre le corps et l'inconscient à partir du réel. Elle rappelle avec insistance que la psychanalyse n'est pas hors lien social et que le refus de cette inscription entraîne la participation complaisante du psychanalyste à la fabrication de sujets massifiés, privés de la corporéité du symptôme alors que ce dérangement (symptôme) est le lieu par excellence de résistance au politique.

Ainsi déplore-t-elle que de nombreux psychanalystes préfèrent se tenir dans une position de plainte et de nostalgie, maintenant à tout prix un modèle familial pour penser la cure et le sujet. Elle souligne que cette position les exclut du lien social et plus particulièrement de « la subjectivité de leur époque » (Lacan, rapporté par l'auteur p. 203). À défaut de réinventer à leur tour et avec chaque analysant les moyens permettant de produire « une identité de séparation », ils préfèrent se maintenir au plus près d'une morale normative qui va fondamentalement à l'encontre du travail analysant. C. Soler fait référence aux changements intervenus dans la conception de la famille, ainsi qu'aux diverses prises de position de nombreux psychanalystes orphelins de leurs propres modèles familiaux. Ce positionnement est-il un déni de l'inconscient réel, un refus ou alors une horreur qui frappe « le savoir sans sujet » ? Ce discours porté par des psychanalystes est-il le pendant symétrique du discours capitaliste, signant ainsi une complaisance sauvage et insue ? Cela est probable dans la mesure où il s'agirait de deux discours qui prônent une unique construction du lien social, dans un refus de considérer le symptôme (nœud de la subjectivité) comme étant un des rares lieux de résistance du sujet, en tant qu'insaisissable.

La marchandisation du discours psychanalytique participe grandement de cette massification des sujets que C. Soler nomme « le troupeau », qui se fabrique en disjoignant l'acte de la parole. Ainsi cette dernière est « rabattue sur son rôle d'exécutoire cathartique dont on attend seulement qu'elle tamponne les souffrances du consommateur-électeur » (p. 211). Cette idéologie de la parole qui s'entend dans le discours social témoigne d'un effacement de l'autre scène et se trouve souvent formulée en ces termes « allez, parler, ça va vous faire du bien ». La parole se trouve réduite à un message, privée de son potentiel questionnant.

C. Soler relève comment les psychanalystes œuvrent à cette construction de l'homogénéisation à partir du moment où ils se veulent experts d'une version de la subjectivation résultant d'un modèle familial traditionnel. C'est méconnaître que si « l'inconscient est indestructible », il ne cesse de construire fictions, trouvailles et symptômes pour maintenir ouverte cette direction de l'« insensé », et que ce travail de l'« extime » est rebelle aux domptages éducatifs. « L'analyse orientée vers le Réel » conduit à ce que l'auteur qualifie de « clinique renouvelée », à l'inverse d'une clinique formée et normée dans laquelle le symptôme est un désordre à traiter pour à nouveau permettre l'homogénéisation du sujet.

En d'autres termes, elle invite les psychanalystes à accueillir, au un par un, les productions inédites de malaises et à leur donner lieu par le transfert, mais en maintenant un espace libre pour « ce qui ne cesse pas de s'écrire ». Si le symptôme a une portée politique, alors il revient à l'éthique de la psychanalyse de refuser les diverses formes de « forclusion du sujet ». Ainsi, soigner revient à laisser de l'ouvert et de l'indétermination « insensée » dans une société orientée par une clôture massifiante de la division.

L'ouvrage de C. Soler est une réflexion sur les enjeux de la cure analytique dans une société capitaliste. L'auteur se tient au plus près de l'invention de la catégorie du Réel par Lacan et de l'apport du nœud borroméen pour inscrire le nouage du politique et de l'éthique au cœur de la clinique. L'ouvrage se termine sur une invitation à entendre les propos subversifs des analysants car, dit-elle : « Le discours sur l'inconscient est un discours condamné, car il n'est pas de cohérence de discours auquel l'inconscient ne fasse la nique » (p. 231).

Bernard Vandermersch
Une année à l'hôpital
Enseignement de clinique lacanienne

Paris, Édition Association Lacanienne Internationale, 2009, 491 p.

Sandrine Malem

Ce recueil est constitué des transcriptions des entretiens de présentation de malades réalisés par Bernard Vandermersch dans un service de psychiatrie de la région parisienne, suivies des échanges avec l'assistance après le départ du patient, ainsi que des élaborations cliniques et théoriques de l'auteur autour du cas, lors d'une reprise ultérieure. 11 entretiens de patients durant l'année 2006-2007 sont ainsi présentés, pour l'essentiel dans le registre de la psychose mais avec une grande variété de problématiques différentes.

Les cas cliniques et leurs discussions sont ponctués par trois conférences de B. Vandermersch qui ont eu lieu pendant l'année de travail : « Logique de la psychose 1 et 2 », autour de la paranoïa et de la schizophrénie, et « Défaillances du Réel », chapitre consacré à la psychosomatique. Un glossaire des concepts psychanalytiques et psychiatriques utilisés complète cet ouvrage.

Enseignement de clinique lacanienne, la présentation de malades de B. Vandermersch s'articule toutefois à la clinique psychiatrique mais en développant, à partir de chaque cas, une élaboration spécifique qui met en jeu les outils conceptuels de la psychanalyse. Cette élaboration s'avère passionnante à suivre dans son pas à pas : à la fois improvisée et construite par strates successives, elle se constitue à plusieurs, dans le dialogue entre B. Vandermersch et le public de ses présentations. On remarquera par exemple que les retranscriptions des entretiens sont des prises de note et non des enregistrements audio, elles conservent ainsi la trace, par certains fragments manquants, de ce qui a été difficile à saisir des paroles prononcées par les patients. De même, le discours qui s'élabore à la suite de chaque présentation ne se donne pas à lire comme un discours clos, savant ou de maîtrise, il inclut la subjectivité (et l'incertitude) de ceux qui sont mis au travail par l'écoute des patients, autour des questions que posent la singularité de la parole du sujet, guidée par la recherche d'un repérage des traits de structure, l'expérience clinique du praticien et les références au cadre théorique que ce dernier s'efforce d'articuler de manière vivante et concrète :

« Quand Lacan faisait ses présentations de malades, certains psychanalystes y étaient opposés, ils trouvaient ça choquant [personnellement, j'ai été plutôt impressionné par l'intérêt qu'y prenait le patient]. Il est vrai que j'ai aussi assisté à certaines présentations de malades en médecine ou en psychiatrie qui étaient effectivement choquantes parce que le présentateur cherchait une connivence avec son auditoire. Le risque aussi, c'est de ne parler de la psychose qu'en terme de déficit, de dire : "Ce n'est pas symbolisé, ce n'est pas ceci, là on voit bien qu'il n'a pas cela, etc. Non, ce n'est pas ça. Si on compare avec la névrose, on rate l'essentiel [...]." Il y a les signes psychiatriques de la psychose qu'il faut apprendre pour pouvoir les repérer. Mais il y a aussi, quand ces signes ne sont pas très évidents, quand les gens ne sont pas en crise, qu'ils en sont revenus grâce au traitement, etc., une clinique plus spécialement psychanalytique du discours » (p. 147).

Le ton et le style des interventions de B. Vandermersch ne sont d'ailleurs pas dénués d'humour, de vivacité et d'anecdotes, notamment quand il s'agit de déplacer des positions ou jugements un peu trop intempestifs, par exemple en donnant la mesure de la précarité de nos critères pour déterminer la réalité ou la véracité d'un énoncé :

« On peut vivre parfois des situations étranges. Le premier médecin chef que j'ai connu, étant interne dans le Nord, venait de Paris [...]. Comme il n'avait pas de logement, on l'avait logé dans l'infirmerie. La nuit, il se lève pour faire pipi et c'est alors que l'infirmier l'alpague :

- Qu'est-ce que vous faites là ?
- Je suis le médecin-chef
- Mais bien sûr, moi aussi je suis le médecin-chef...

C'est très difficile de faire valoir ses titres quand on est en pyjama » (p. 40).

« Quand vous écoutez un émigré iranien du temps du Shah au prise avec la Savak ou, plus récemment, un ressortissant du Congo... à un moment donné de l'entretien, on ne sait plus si on a affaire à un persécuté délirant ou pas ... Dans notre pratique, dès qu'on essaie de se régler sur la question de savoir si c'est la réalité ou si ça ne l'est pas, on est cuit, parce qu'il y a des choses qui sont invraisemblables et qui se produisent réellement » (p. 193).

Au fur et à mesure des discussions autour de chaque patient, on trouvera également quelques bons conseils, toujours utiles pour le clinicien en formation :

« Car après avoir convaincu le patient de se faire soigner, il faut bien faire quelque chose. Que faire ? Eh bien il faut déjà essayer de garder un bon contact avec lui pour lui servir de support [...]. Il a besoin de quelqu'un qui soit là. Quelqu'un qui soit intéressé mais pas trop curieux. Ce qui est parfois difficile. Etre attentif sans être inquisiteur. Mais il faut être là. En tout cas, ce qu'il ne faut sûrement pas faire c'est de la psychanalyse, au sens d'interpréter. Il ne faut pas poser de questions qui l'invitent à s'exprimer comme sujet sur les questions où on sait que, par structure, il ne peut répondre que sur le mode du délire ou du passage à l'acte. Si vous appuyez sur la question de la paternité, de la sexualité, de sa responsabilité à cet égard, vous allez déclencher... là-bas, ailleurs, une réaction. Le plus souvent immédiate mais pas forcément. En général, ça aggrave la situation. C'est comme si dans un tissu où il y a un accroc, on tapait toujours dans cet accroc : à la fin, ça se démaille, et quelque fois ça se démaille en un seul coup. Donc ce n'est pas judicieux » (p. 61).

« [...] Il vaut mieux ne pas trop questionner les patients sur leur délire. Même quand ils acceptent d'en parler et qu'ils disent aujourd'hui que tout ça c'était des bêtises, ils peuvent dire aussi (et en même temps), qu'à ce moment-là c'était vrai. Ils peuvent avoir cette attitude clivée [...]. Ces deux choses qui pourraient être incompatibles logiquement sont quand même maintenues ensemble. En aucun cas le traitement de la psychose ne pourrait consister à "remettre le sujet dans le droit chemin" » (p. 295).

Et un souci permanent de souligner la spécificité de la démarche analytique dans la menée et la visée de ces rencontres avec les patients hospitalisés :

« Dans la psychanalyse, on ne se sert pas de ce que dit le patient pour le confronter à la réalité. Est-ce que ce que dit le patient est la réalité ou pas n'est pas notre problème : le patient dit toujours la vérité. Seulement il ne l'a dit pas toute. Et nous nous occupons de repérer dans ce qu'il dit ce qui renverrait à la position de sujet de l'énonciation et non pas de savoir s'il s'écarte plus ou moins de la réalité telle qu'elle serait supposée commune aux êtres humains » (p. 28)

« [...] C'est vrai que je n'en fais jamais d'anamnèse. Anamnèse, ça veut dire remonter la mémoire vers l'origine. C'est le b a ba de l'observation psychologique et médicale. Mais c'est un fait que dans notre façon de travailler, celle des psychanalystes, on ne fait pas d'anamnèse [...]. En procédant ainsi, on est amené à quoi ? À raconter quelque chose de soi-même : forcément, c'est le sujet qui parle... On a fait une petite tranche de biographie [...] mais que gagnons-nous au niveau de la compréhension du cas ? [...] On perd toutes les bizarreries au niveau de l'enchaînement » (p. 63).

S'il apparaît difficile de faire un résumé ordonné des très nombreuses pistes de réflexions qu'offrent ce travail, puisqu'elles sont développées à chaque fois en rapport étroit avec la problématique du patient concerné, on peut identifier malgré tout plusieurs axes de repérages qui servent de fil conducteur, à partir desquels B. Vandermersch déploie la pertinence clinique de la topologie et des concepts lacaniens :

• L'attention accordée à la position d'énonciation et la capacité du patient à envisager ou soutenir (ou pas) sa responsabilité par rapport à ses actes, ses choix et ce qui lui arrive... ce qui donnera lieu à des développements sur la nature du sujet au sens analytique :

« Il y a un échec de la subjectivation sur le point précis de la sexualité. Et, malheureusement pour la patiente, c'est sur ce point précis que le sujet trouve son point d'ancrage dans le langage. C'est au niveau du sexe, de la sexualité, du symbole qui pallie l'absence d'instinct sexuel, c'est au niveau du signifiant phallique que se trouve l'accrochage du sujet » (p. 131).

« Un sujet c'est un trou dans le savoir ... un sujet c'est quelque chose qui est en défaut dans le savoir. C'est-à-dire que si je prétend, moi, vous dire qui vous êtes, sans faille, sans défaut, vous cerner, je vous annule comme sujet. C'est ce que peut éprouver le psychotique : l'Autre sait ce qu'il est. Du coup, il n'a plus de domicile dans l'Autre parce que son domicile, c'est un trou de savoir. Le sujet, c'est un trou qui a besoin d'un trou .. l'objet a ne fonctionne qu'en tant qu'il est un manque, une découpe dans le corps » (p. 172).
« l'existence d'un sujet se paie toujours d'une perte de quelque chose, d'un fragment du corps imaginaire. Il n'y a pas de sujet sans que quelque chose du corps soit payé. » (p. 179)

• La place du fantasme, et plus particulièrement le problème de la difficulté de sa mise en place dans la psychose[1] :

« Ce que je soutiens c'est que la paranoïa, plus spécialement, est une forclusion de la causalité (ajoutons subjective). Il y a de l'objet a mais qui n'est pas venu en fonction de cause du désir, dans la castration, dans le fantasme. L'inconscient n'est pas fabriqué autour du fantasme, au moins d'un fantasme qui tourne autour de l'objet *a*, de l'objet cause du désir. Autrement dit la causalité n'est pas renvoyée *in fine* à un désir... Vous allez m'objecter : "C'est tout le contraire, il y a toujours quelqu'un qui veut lui faire des choses..." Oui, mais c'est moins le désir d'un autre qu'une volonté de puissance de l'Autre, une volonté de jouissance » (p. 66).

« Il y a longtemps, j'ai défini le délire – mais on peut étendre cette définition à la folie – comme la perte d'une immunité du sujet à l'égard du langage, immunité qui lui permet de reconnaître comme sienne des pensées qui lui viennent pourtant de l'Autre. Cette immunité, par hypothèse, nous l'attribuons au fantasme. Au fantasme qui va interposer entre le Réel inconnaissable et le sujet une réalité interprétée, une réalité sensée, au prix d'un refoulement » (p. 176).

• D'autres notions seront également interrogées, comme par exemple le statut de métaphore de certaines images ou expressions employées, de lapsus ou de jeu de mots, ouvrant sur la question du signifiant :

« Est-ce que toute erreur est un lapsus ? Voilà la question que vous soulevez. C'est la question du lapsus, est-ce que c'est un lapsus ? Je ne pense pas que toute langue qui « fourche » soit de l'ordre du lapsus freudien [...]. » « Les psychotiques ne sont pas insensibles aux jeux de mots sexuels, ni incapables de commettre des lapsus. Tout le problème est de les reprendre à son compte » (p. 58 et 59).

« Un signifiant complètement épuré de sa signification, de son imaginaire, ça devient du réel : c'est ce que dit Freud quand il dit que le schizophrène prend les mots pour les choses. C'est-à-dire que les mots, il en jouit ("il en est joui") comme des choses ; il y a une sorte de collage du sujet à la chose, ce qui fait qu'il utilise des formules qui ne sont pas susceptibles d'être modifiées, d'être changées, d'être substituées, c'est la même formule qui va revenir, comme un cliché » (p. 166).

Au-delà de sa portée pédagogique, ce travail d'entre-tissage clinique et théorique apparaît particulièrement important et précieux à l'heure où la logique gestionnaire tend plutôt à pousser la psychanalyse hors les murs de l'hôpital (et les patients avec), « habillant » le discours nu, parfois très erratique et déconnecté des patients, de toute l'attention et la considération que mérite leur situation précaire, dans un souci omniprésent non pas de les « guérir » mais au moins de ne pas leur nuire, et de bricoler avec eux – et grâce à eux – un lieu pour une parole difficile à entendre, avec le temps qu'il faut pour lui donner sa valeur de transmission.

---

[1]On trouvera notamment un développement très intéressant de la formule du fantasme : ($\$ \lozenge a$), déclinée dans les différentes formes de la clinique, névrose, psychose et perversion, p. 179 et suiv.

Georges Zimra

Résister à la servitude

Paris, Berg International Éditeurs, coll. « Dissonances », 2009, 208 p.

Alain Deniau

Avec *Résister à la servitude,* Georges Zimra poursuit une quête sur la nature du Un social. Il a déjà interrogé la dimension de l'Un chez le sujet à partir de son premier livre *La passion d'être deux,* le Un dans l'altérité sexuelle. Thème éminemment psychanalytique qui débouche sur la question de la servitude amoureuse et une interrogation sur l'incomplétude sexuelle et les impasses symboliques de la castration. Dans son second livre, *Freud, les Juifs, les Allemands,* Georges Zimra portait sa question sur la fonction du Un dans la société dont le vœu est d'être Une. En partant de l'exemple des Juifs dans la société allemande au XIXe siècle, il suit le parcours des Juifs éclairés par le mouvement des Lumières qui finissent par renoncer à leur identité dans la haine de soi pour fusionner avec la société bourgeoise allemande et lui apporter ses plus grands créateurs.

Il poursuit cette interrogation dans *Penser l'hétérogène, Figures juives de l'altérité* en recherchant les assignations qui aliènent l'homme à une identité quantifiée sous le nom de nation ou de religion. Georges Zimra y déploie une technique de travail qui se prolonge dans *Résister à la servitude.* Prenant appui sur un texte fort, philosophique ou sociopolitique, tel que celui de Hannah Arendt, de Kant, de La Boétie ou de Claude Lefort, il les lit avec sa culture freudienne et lacanienne et les fait résonner dans notre actualité. Les questions difficiles que nous vivons aujourd'hui trouvent ainsi une ouverture dans cette relecture érudite. À lire Georges Zimra, on constate le parcours effectué par la pensée analytique de notre temps. On y entend comment elle est contrainte par la mondialisation et la marchandisation généralisée à questionner la représentation des choses autrement qu'à l'époque de Herbert Marcuse et Michel Foucault. En effet, à l'arrière-plan de son travail, se profile la fonction de la parole individuelle et de la libre parole collective, c'est-à-dire la démocratie. L'influence de Lacan pousse sa pensée à trouver des oppositions signifiantes et l'amène à se situer au littoral de ces oppositions représentées par le mouvement conceptuel d'aujourd'hui.

Dans *Résister à la servitude*, Georges Zimra reprend chacun des termes de ce beau titre et ce qui le sous-tend. Comment vivre ensemble ? Du point de vue de l'inconscient, ce n'est qu'au prix d'un abandon de jouissance qu'un humain peut se tenir sans amour proche d'un autre : solitude ou servitude.

Georges Zimra trouve une démonstration de cette thèse dans une mise en parallèle entre Freud, Hans Kelsen et Hannah Arendt. En opposant névrose individuelle et névrose collective, il peut nouer une dialectique qu'il exprime ainsi : « Plus un individu est pris en charge par le groupe, la formation collective, la communauté, plus il est uni à son chef, moins sa névrose aura de champ pour s'épanouir, moins il aura de symptômes, car ceux-ci sont le reflet du conflit intime. La névrose collective se substitue à la névrose personnelle. »[1]

Georges Zimra conclut ce chapitre central de son livre qui fut l'objet d'une *disputatio* publique avec Étienne Balibar et Féthi Benslama en juin 2006 par une référence à Hannah Arendt : « L'homme des masses est réduit à lui-même. L'aliénation est retournée sur sa propre vacuité. Cette rupture du lien social est aussi rupture libidinale puisque l'idée de création impose l'existence des autres. La servitude qui en résulte est inédite dans l'histoire de l'homme. C'est une servitude qui n'est ni celle du maître ni celle de la tyrannie des passions. » Et Georges Zimra conclut : « Cet homme chez qui on a broyé toute singularité, toute individualité, n'a d'existence que dans la masse, c'est-à-dire dans l'espace où aucun corps n'est séparé d'un autre, dans une fusion totale, intime, avec les autres, qui soude en un seul corps le corps social, l'homogénéise. C'est cela qui constitue l'anéantissement de soi. »[2]

Les différents chapitres interrogent les aliénations qui nous prennent dans les rets de l'idéologie. Il présente ainsi un chapitre inspiré par la lecture de Philippe Pignard. L'évolution de la clinique n'est plus écoute de la parole du sujet mais construction délirante, dirait le Freud de *Constructions dans l'analyse*, issue de l'induction sociale produite par le DCM IV et le tâtonnement empirique des laboratoires pharmaceutiques. Ils créent des entités cliniques selon la réponse somatique à la substance inventée. Georges Zimra note que cette abdication critique engendre une croyance en la toute-puissance de l'homme sur sa chimie ; un neurobiologiste, Richard Restak allant jusqu'à dire : « Nous avons la possibilité de mettre au point notre propre cerveau. »[3] Georges Zimra énonce, depuis sa double place de psychiatre et de psychanalyste, que « la nouvelle psychiatrie donne accès à un corps mental débarrassé du psychisme »[4]. Georges Zimra conclut : « Le sujet moderne ne veut rien savoir de cet inconscient. » Il cite alors Jacques Derrida pour qui le sujet moderne « préfère s'en remettre à des machines, à des neurones, sur lesquels il n'a aucune prise »[5].

Notre auteur poursuit sa réflexion sur l'aliénation en reprenant les analyses de Raymond Aron et d'Hannah Arendt sur le totalitarisme : « Le totalitarisme n'est pas une tyrannie mais une destruction du politique, l'annulation du pouvoir de chacun sur chacun, le nivellement de tous dans un corps compact et indifférencié. »[6] La logique des droits de l'homme conduit à penser l'homme comme un être humain en général, lui faisant perdre sa signification : « L'homme réduit à lui-même n'est rien d'autre qu'une chose sans importance aucune, ne renvoyant à rien d'autre. »[7]

Ses remarques sur le totalitarisme, sans être neuves, sont utiles à relire. En bon lacanien, il insiste sur le langage : « Dans le langage totalitaire, la parole se donne pour totale, exhaustive ; elle prétend saisir et exprimer le réel dans une transparence complète. L'idéologie fonctionne comme une langue qui se serait éteinte, parce qu'elle ne tolère aucune autre représentation que celle qu'elle a décrétée, définie, proclamée et qu'aucune autre pensée n'est admise. Ce n'est pas le langage qui porte l'idéologie, mais c'est cette dernière qui dit la vérité du langage. »[8] Logiquement, sa réflexion le porte vers une analyse de *1984* de George Orwell et l'ouvrage bien connu de Victor Klemperer *LTI* où « puisqu'il ne s'agit plus de penser l'homme, il faut penser que celui-ci est devenu inutile, superflu ».

L'homme superflu est le titre très bien trouvé du chapitre suivant. Ces mots qui choquent auraient pu être le titre de l'ouvrage. Dans le *Résister à la servitude*, il y a un volontarisme et une éthique qui sont absents du totalitarisme dont l'analyse est un des moments forts du livre. Il lit les textes classiques d'Hannah Arendt et de Claude Lefort à partir des clés freudienne et lacanienne.

Georges Zimra étend le discours du Maître à un collectif structuré sur un mode paranoïaque ce qu'il énonce : « Dans les sociétés totalitaires, l'Autre se réduit à l'Un. »[9] Il pousse à son point extrême la représentation du moi que donne Lacan dans le second « Discours aux Catholiques » du 10 mars 1960, moi doté d'une « rage collante où la bulle vitale bout sur elle-même et se gonfle en une palpitation à la fois vorace et précaire ». Ce moi du dictateur devient « comme s'il avait absorbé la substance de la société, comme si, *Ego absolu,* il pouvait infiniment se dilater sans rencontrer la résistance des choses »[10]. Le texte de Georges Zimra éclaire celui du sociologue, au point que les deux pensées cheminent sur des voies parallèles. En ayant en mémoire les textes de Vassili Grossmann ou de Robert Littell décrivant le martyre du poète Mandelstam, ou le film *Staline*[11], les mots de cette description de la paranoïa d'un seul induisant la soumission et l'interdiction de penser de tous, prennent un poids tel qu'on ne peut qu'avoir envie de les lire et de les relire.

L'atteinte au symbolique n'est pas, comme chez Klemperer, dans les mots qui infléchissent la pensée à son insu, mais dans une atteinte délibérée à ce qui constitue l'humain : sa relation d'altérité, faire de l'humain un homme abstrait. L'homme, privé d'altérité et de fonctions, fussent-elles d'exploitation productive, est devenu un zek, un homme des camps. « Claude Lefort désigne là la première mort que subit la victime comme mort symbolique par la destruction de tous les liens qui la rattachent à son humanité. Le futur zek est d'abord anéanti symboliquement avant de l'être tout court. »[12]

Il faudrait aussi commenter le chapitre intitulé « Les dérives de la libido » qui analyse le devenir de l'aliénation dans la société de consommation, dans la société postmoderne. « L'homme qui a mis tant de siècles pour asservir la nature à ses besoins est par un retour des choses à nouveau asservi par elle. » Il analyse cette aliénation dans la relation de l'homme au temps, à « l'industrialisation du désir » selon Lacan. « La surconsommation s'apparente à un deuil maniaque par un usage éphémère des objets. La rotation de ces objets est si rapide qu'elle interdit tout manque, toute usure et parfois même tout usage. Cette aliénation est la forme suprême d'une servitude. »[13]

Le livre de Georges Zimra est à prendre comme un outil pour penser et donc pour résister à une forme du capitalisme. L'effort de l'oppresseur est de s'efforcer que l'autre ne pense pas ou pense peu, seulement dans des espaces délimités, et que ses possibilités de liens d'altérité soient contrôlées et réduites. Ainsi est engendrée une servitude discrète, voire torpide, qui caractérise le moment actuel de notre société. La réflexion sur les extrêmes enseigne à déceler dans le travail de la cure, mais aussi et surtout, dans la vie sociale et politique les indices ténus de tels bourgeons du totalitarisme. Ils sont comme des traits d'allure anodine qui ne deviennent lisibles que parce qu'ils sont exacerbés dans l'aliénation ou dans l'extrémisme social.

La potentialité totalitaire sous la forme de la pulsion vers l'Un est au cœur de la société et de ses leaders. L'involution vers l'Un est l'expression, dans l'individu et donc dans la masse, de la pulsion de destruction. L'alternative pour échapper à la fourmilière inhumaine, à la persécution généralisée à quoi conduit le capitalisme sécuritaire, à la limitation des expressions de la pensée, vœu du capitalisme acéphale, nécessite de penser et d'exprimer la pensée. L'effort pour construire en permanence l'altérité est le gain de la pensée sur la pulsion de destruction. Chaque sujet qui y parvient est aussi un gain pour la démocratie, comme la démocratie est l'effort pour permettre la pensée chez tous les citoyens, au un par un, contre le Un.

Une critique de forme : il est regrettable qu'un livre aussi documenté, aussi riche en ouvertures théoriques, aussi utile pour lutter contre la servitude sous toute ses formes, aussi foisonnant d'idées actuelles ne soit pas doté d'indexations, ni d'un travail éditorial qui articulerait les différents paragraphes dans un chapitre et les chapitres entre eux. Travail à envisager pour une éventuelle seconde édition qu'on doit lui souhaiter...

---

[1]Zimra (G.), *Résister à la servitude*, p. 85.
[2]*Ibid.*, p. 91.
[3]*Ibid.*, p.102, reprenant Christopher Lane, *Comment la psychiatrie et l'industrie pharmaceutique ont médicalisé nos émotions*, Paris, Flammarion, 2009, p. 29.
[4]*Ibid.*, p. 103.
[5]*Ibid.*, p. 105, reprenant Élisabeth Roudinesco et Jacques Derrida, *De quoi demain. Dialogue*, Paris, Galilée, 2001, p. 87.
[6]*Ibid.*, p. 116.
[7]*Ibid.*, p. 117.
[8]*Ibid.*, p. 120.
[9]*Ibid.*, p. 125.
[10]Lefort (C.), *Un homme en trop*, Paris, Seuil, 1986.
[11]Grossmann (V.), *Vie et Destin* ; Littell (R.), *L'Hirondelle avant l'orage*.
[12]Zimra (G.), *Résister à la servitude*, p. 127.
[13]*Ibid.*, p. 147.

Élisabeth Roudinesco

Retour sur la question juive

Paris, Albin Michel, coll. « Bibliothèque Idées », 2009, 325 p.

Claude Sahel

L'essai d'Élisabeth Roudinesco se donne à première vue un projet ambitieux, sinon héroïque : « Retour à la question juive, donc, c'est-à-dire aux différentes manières d'être juif dans le monde moderne... Mais retour historique, critique, dépassionné, dans l'esprit des Lumières. Pour répondre finalement à cette question : qui est antisémite et qui ne l'est pas ? Comment contribuer sereinement à libérer le débat intellectuel des folies, des haines et des injures qui se disent autour de ces questions ? »[1] Voilà qui est aller droit au fait. « Qui est antisémite ? » La question donne à elle seule le vertige en effet, par l'amplitude qu'elle déploie sitôt qu'on l'articule ; un peu comme sa cousine : « Qu'est-ce qu'un Juif ? », que tout Juif se pose obsessionnellement, au point que la réponse se trouve dans le sujet de son énonciation : « C'est celui qui se pose tout le temps cette question. »

Mais c'est en historienne que l'auteure, en sept chapitres, arpente les contours de l'antisémitisme : sans prétendre à une vue d'ensemble cohérente ou exhaustive du phénomène, elle nous conduit tout d'abord, invoquant « Nos premiers parents », à penser les différences entre l'antijudaïsme médiéval (dont elle ne parle pratiquement pas) et celui des Lumières, qu'elle réduit considérablement en le définissant comme émancipateur. En effet, les Lumières allemandes et françaises n'ont été *émancipatrices* que lorsqu'elles sont sorties de l'antijudaïsme, précisément, avec l'abbé Grégoire[2], premier Révolutionnaire à avoir initié le mouvement qui conduira à *l'accès des Juifs à la citoyenneté active* en septembre 1791, ce qu'on nomme l'Émancipation. Puis, c'est l'antisémitisme proprement dit qui est étudié en Europe au XIXe siècle, dans ses composantes politiques en France, raciales en Allemagne ; le chapitre « Terre promise, terre conquise » analyse la naissance de l'idée sioniste (Hertzl, Nordau) et sa récupération par l'impérialisme des puissances, qui lui vaudra d'être interprétée comme un colonialisme par ses détracteurs. Avec le chapitre intitulé « Juif universel, Juif de territoire », le récit se précise davantage ; centré autour de Freud, il développe une problématique que le père de la psychanalyse a intimement vécue de façon singulière, mais exemplaire : le cœur du problème réside en effet dans l'opposition qu'on retrouve entre l'universel et le particulier (versant moral), le national et l'international (versant politique), voire le sédentarisme et le nomadisme[3], etc. En tant que tel, ce problème semble donc bien être inhérent au judaïsme, toutes époques confondues, puisqu'on le retrouve aussi bien dans la conscience de jeunes Israéliens, « Juifs de territoire » s'il en fut ; ses dimensions politiques cependant ont sans doute été radicalement ravivées par l'émergence du sionisme, chez Bernard Lazare par exemple.

Les trois derniers chapitres abordent les temps plus directement contemporains et des problèmes qui nous accompagnent encore aujourd'hui. « Le génocide entre mémoire et négation » examine les rapports qui se sont inscrits entre la Shoah et la création de l'État d'Israël, en particulier le rôle joué par la Shoah dans la construction d'une mémoire soucieuse tout à la fois de préserver l'intégrité de la conscience israélienne (voir le procès d'Eichmann et la relation qu'en fit Hannah Arendt) et de sauver le peuple juif, en totalité ou en partie, de la disparition. La « négation » du génocide n'est en réalité abordée que dans le chapitre suivant : « Un grand délire dévastateur », qui analyse en effet le négationnisme dans ses principes et certaines de ses formes (le « cas » Chomsky, en particulier).

Enfin, le dernier chapitre, « Figures d'inquisiteurs », recense dans sa plus grande partie les procès intentés (métaphoriquement), après 1968, à l'encontre de quelques « figures » de notre temps. André Stéphane (*L'Univers contestationnaire*) en prend ainsi pour son grade d'inquisiteur ; et sont également dénoncées les accusations d'antisémitisme lancées sur différents personnages, avec plus ou moins de légitimité : Heidegger, Derrida, Giraudoux, Lacan, Genet, pour ne citer que ceux-là.

On voit, à ce résumé extrêmement condensé de l'ouvrage, qu'Élisabeth Roudinesco n'a pas écrit un livre d'histoire de l'antisémitisme. Aussi bien, les éléments d'histoire pure sont connus, ou peuvent facilement l'être pour qui désire s'informer : désir qui en cette occurrence est au sens strict un devoir ; le crime, ou sa condition, est ici l'ignorance. Qu'il suffise de rappeler pour mémoire la somme érudite à laquelle Léon Poliakov a consacré sa vie[4]. Non seulement l'exhaustivité n'était pas de mise, comme je le disais plus haut, mais l'histoire n'est ici ni linéaire ni continue. On a plutôt affaire à un récit scandé par les pulsations d'intensités variables qui sont aussi les degrés d'intérêt ou de plaisir éprouvés par l'auteure à la narration de tel épisode, de telle figure d'antisémitisme, et à partir de périodes d'histoire délibérément choisies pour leur fonction, relativement à l'interrogation privilégiée ici.

Car il faut bien en revenir au titre même de l'œuvre : il s'agit d'une interrogation, d'une « question ». Vraiment ? – Non bien sûr : il s'agit de « la question juive », laquelle n'est en rien interrogative : à qui s'adresserait donc le questionnement ? Et surtout, en quoi consisterait ce questionnement, pour être qualifié de « juif » ? Les Juifs ne posent aucune question, par eux-mêmes et en tant que Juifs. C'est évidemment, hélas, leur existence même qui fait question, et pas pour n'importe qui : pour l'antisémite, et personne d'autre. Mais alors autant dire qu'il n'y a pas de « question » juive ; il n'y a pas de question dont l'existence des Juifs serait la cause ; il n'y a qu'un « problème » et non une question, et ce problème, c'est l'antisémite qui en est la cause nécessaire et suffisante, parce que si l'antisémite n'existait pas le problème n'existerait pas non plus.

Ce qui vient d'être dit, Sartre le savait pertinemment lorsqu'il faisait de « la question juive » l'objet de ses célèbres « Réflexions ». Et Élisabeth Roudinesco le sait aussi, bien entendu. On peut alors s'étonner que la référence à Sartre, dont elle ne se prive pas (comment l'aurait-elle pu ?) ne s'accompagne pas d'une reprise de sa problématique, ne serait-ce que pour la renouveler ; c'est que Sartre s'attachait à brosser le portrait de l'antisémite d'avant-guerre, et n'interrogeait pas la « cassure d'Auschwitz », pour reprendre l'expression de Jacques Hassoun[5]. Mais surtout, Élisabeth Roudinesco n'envisage, pas plus que J.-P. Sartre, la positivité de l'être-Juif, même dans sa transformation historiquement déterminée. Les Juifs dans la modernité ne peuvent plus – ne devraient plus pouvoir – penser leur identité comme une essence ou une substance, ni religieuse, ni sociopolitique (comme classe sociale), ni « imaginaire » (Finkielkraut), ni raciale bien entendu. Ils sont une réalité que Robert Misrahi qualifie de *dialectique*[6].

Ce livre se veut donc interrogation contemporaine, et jusqu'à la fine pointe de notre présent : ne s'ouvre-t-il pas sur les tombereaux d'injures que Juifs et Arabes se déversent mutuellement sur l'échine à propos du conflit israélo-palestinien, (l'accusation de « nazi » lancée à la tête des Juifs signalant seulement la volonté méchante de salir la victime du génocide, et non, bien sûr, la spécificité d'une position politique) ? Du reste, on aurait aimé que ce livre, plutôt que de renvoyer dos-à-dos les extrémismes avec leur commune invective (« nazi »), rappelle la collusion historique très réelle, objective et subjective, de l'Allemagne nazie et de la Ligue arabe, de Hitler et du Mufti de Jérusalem, dont on trouvera des échos dans les vociférations et les écrits de Choukeiry, le prédécesseur de Yasser Arafat à la tête des Palestiniens. Au demeurant, la dénonciation du délire fondamentaliste lorsqu'il s'applique à l'islamisme ne saurait éviter d'analyser le funeste virage à droite opéré ces dernières années par certains représentants du judaïsme[7] français, plus religieux (ritualiste) qu'il ne l'a jamais été, sous prétexte de « légitimisme » envers Israël toujours menacé. Mais encore une fois, il ne faut pas attendre de ce livre autre chose que ce qu'il est : un questionnement sur les dernières formes de la problématique antisémite aujourd'hui, et non, malgré son titre, une réflexion sur la judéité.

Un mot encore, à partir du titre donné au volume. Sous une plume qui s'est consacrée à la psychanalyse, le signifiant « Retour » ne pouvait que scintiller comme un « clin d'œil » adressé à bons entendeurs. Encore qu'il s'agisse d'un retour « sur », et non « de » la question juive. Il n'empêche : on aurait aimé que le concept de refoulement soit convoqué, fût-ce pour alimenter la critique, à propos de l'antisémitisme. É. Roudinesco sait bien, pour le souligner à plusieurs reprises, qu'on ne combat pas un phénomène politique en le psychologisant ; la récurrence du phénomène – l'antisémitisme – n'en appelle pas moins une analyse pour expliquer son apparente disparition suivie d'une émergence toujours répétée. D'autant que notre auteure note avec pertinence que la haine du Juif est la forme manifeste d'un clivage plus profond, radical, qui met l'homme en conflit avec lui-même, au cœur de son être[8]. Il n'est pas étonnant qu'elle remarque ainsi, malgré l'apparence paradoxale de la formule, que « l'antisémitisme est la matrice du racisme », et non l'inverse (l'antisémitisme serait un mode particulier du racisme).

En somme, il faudrait réfléchir sur un sol théorique assuré le phénomène de *répétition* qui s'attache à la perception négative des Juifs. On pourrait alors espérer sortir de l'attitude « lacrymale », fataliste, persécutrice, qui considère le Juif comme l'éternelle victime d'une haine mystérieusement *causa sui*. Ce livre met sur la voie, lorsqu'il multiplie les définitions et les distinctions entre termes signifiant des réalités apparemment voisines, dont il donne les dates d'occurrences et de premières apparitions (par exemple : islam, islamisme, charia, Halakha, Droit, intégrisme, fondamentalisme, et islamophobie, judéophilie, etc.[9]). Il n'en reste pas moins que manque cruellement, dans cet ouvrage, une véritable *définition* réfléchie du mot antisémitisme – le mot, et la chose, à savoir le phénomène historique, politique et psychologique que l'éclosion du mot, en 1845, a produit ou accompagné jusqu'à nos jours.

Je me contente ici, me plaçant sur le terrain de la linguistique, de poser une simple question : pourquoi n'existe-t-il pas, en français, d'antonyme pour le mot « antisémitisme » ? Je suis en ceci la leçon d'un de mes professeurs[10] qui nous conseillait, pour définir un concept, de commencer par nous demander quel était son contraire (pour ensuite déterminer le contraire de ce contraire, en évitant de retomber sur le premier mot). Cependant, comme on va le voir immédiatement, un concept ne jaillit pas tout armé d'un mot, comme Athéna de la tête de Zeus, et un *signifiant* n'indique pas par soi sa pertinence dans un seul concept déterminé.

L'ennui est que le terme « antisémite », par sa forme, se présente lui-même comme étant déjà un contraire ; mais ce n'est qu'une semblance : le problème demeure. On ne s'en tirera pas non plus en brandissant le mot « philosémite »[11] : l'amour des Juifs, outre qu'il est entaché d'au moins autant d'équivoque que la haine qu'ils inspirent, ne signifie pas davantage l'attitude « neutre » envers les Juifs. Si la langue ne fournit pas de contraire pour « antisémite », c'est vraisemblablement qu'elle ne pense pas d'autre perception des Juifs qu'une « attitude mentale négative » – attitude qui définit *a minima* l'antisémitisme.

Et si, comme le dit à peu près Benveniste, « nous pensons un monde que notre langue a d'abord modelé », il y a fort à parier que la culture dans laquelle nous baignons avant même que de naître est essentiellement, massivement et radicalement antisémite. On devra donc avouer que nous sommes tous – nous, locuteurs de la langue française, de culture française – antisémites ? Oui, certes, jusqu'à ce que nous ayons fourni la preuve du contraire... Et c'est, semble-t-il, ce que fait É. Roudinesco dans ce livre, qui mobilise un savoir encyclopédique à l'appui d'un souci de vérité tout à son honneur.

Venons-en pour conclure à une « gourmandise » – j'entends par là le passage sur lequel j'avoue m'être d'abord précipité sitôt que j'en ai pressenti la place dans cet ouvrage. À vrai dire, il s'agit de plusieurs passages qui se rapportent au même sujet : nommément, ceux qui traitent de Lacan d'une part, de Heidegger d'autre part ; et ceux qui traitent des deux à la fois[12].

Peu de choses à dire sur les sentiments personnels de Lacan à l'égard des Juifs qu'il a pu rencontrer sur son divan ou ailleurs ; du moins tant que ces sentiments ne déterminent pas son travail théorique ou plus généralement professionnel. Au reste, chacun sait bien qu'un antisémite a toujours quelque « bon Juif » (ou « bonne Juive ») pour ami(e).

Peu également sur ses amitiés antisémites avant l'avènement du nazisme[13] : après tout, l'antisémitisme était alors à mettre sur le compte des *opinions*, au sens que Sartre donne à ce mot dans ses *Réflexions sur la question juive*. Il fallait cependant préciser la relation qu'É. Roudinesco met au clair entre la création de l'EFP – et donc la rupture avec l'IPA – et le passé collaborationniste d'E. Jones et de l'IPA. De ce point de vue, il n'est pas interdit de verser ces précisions au dossier toujours ouvert du rapport entre psychanalyse et politique, ou à celui de la psychanalyse avec l'histoire ; et on peut questionner à nouveaux frais l'importance de la *subjectivation de l'histoire* dans la parole analysante.

Les relations entre Heidegger et Lacan, ou plutôt la relation que Lacan a pu entretenir avec Heidegger[14], voilà qui jette une lumière autrement plus intéressante, non seulement sur les rapports entre deux hommes, mais sur l'attitude de plusieurs générations d'analystes à l'endroit de leur maître, et du coup, sur la valeur de la psychanalyse issue d'une telle attitude.

Il est de bon ton de croire sincèrement que Victor Farias a plongé l'intelligentsia philosophique française dans la stupéfaction en publiant son essai *Heidegger et le nazisme*[15]. En réalité, ladite intelligentsia n'avait pas attendu ce livre pour connaître non seulement l'engagement pendant la guerre du professeur-amant de Hannah Arendt, mais encore l'idéologie nauséabonde qui infestait ses écrits « philosophiques »[16].

En fait, dans les années 60, personne en Sorbonne n'ignorait les raisons pour lesquelles Jankélévitch avait décidé de jeter aux orties toute référence à l'ontologie allemande ; tout élève de Robert Misrahi était judicieusement éclairé sur Heidegger, sa vie, son œuvre, et entraîné à débusquer l'antisémitisme sous les joliesses de n'importe quel philosophe. Mais lorsque dans les années 70, le deuil des « grandes idéologies » marxistes révolutionnaires fut devenu utile à porter, on chercha au hasard où trouver un os à ronger, et l'on découvrit dans les rayons oubliés du Collège International de Philosophie, aux côtés de Hannah Arendt, Heidegger – que l'on croyait « heureusement mort » selon le mot de Kostas Axelos. J. Derrida s'en faisait alors le chantre, et les jeunes générations n'eurent pas trop de difficulté à retrouver chez J. Lacan les assonances rhétoriques qui le rapprochaient de l'ancien recteur nazi.

Sur ces assonances, et quant à la question de savoir si elles sont, outre rhétoriques, théoriques également, les lignes manquent pour en décider ici. Mais un Séminaire du Cercle freudien pourrait astucieusement mettre le travail en chantier. Il n'en reste pas moins que Lacan, pour des raisons qu'il serait bon de tirer au clair avec sérieux, a eu dès le début des années 1950 une solide attirance pour

Heidegger, que ne freinaient nullement en l'occurrence ses propres convictions antinazies : à preuve, l'empressement avec lequel il n'a pas hésité à se servir de son analysant Jean Beaufret pour entrer en communication avec le maître de la Forêt Noire, pour lui demander de traduire l'article *Logos* écrit par ce dernier[17]. À cette époque et même auparavant, la personnalité de Heidegger était épinglée, connue, jugée : Jean Wahl, dont l'autorité n'était ni ignorée ni contestée par Lacan, a constamment rappelé, avec patience et ponctualité, que les disciples du nazi ex-universitaire en étaient les inexcusables complices[18]. Comment Lacan, si soucieux d'éthique, l'était-il si peu de simple morale ? Lui qui se piquait de snobisme comme d'une vertu propre à orner sa boutonnière, comment pouvait-il seulement approcher le pestilentiel hitlérien – surcroît de snobisme ou pure *jouissance* – sans porter son mouchoir à son nez ? C'est vraisemblablement qu'il l'avait mis dans sa poche, par-dessus sa morale.

En tout cas, rien ne semble démentir le plaisir que Lacan éprouva à le recevoir chez lui, même en compagnie de personnes comme Dina Dreyfus, révulsée par la présence de Heidegger à la même table qu'elle.

L'appartenance de Heidegger au Parti nazi (matricule 312 589, voir la note 14) n'était pas, quoi que Sartre ait pu en dire et d'autres en penser, un fait opportuniste, éphémère et simplement lâche : *il n'a jamais renvoyé sa carte* du Parti. Combien, après la « découverte » du livre de Farias, aussi opportuniste a-t-il peut-être été, ont-ils fait amende honorable de leur admiration pour Heidegger ?

Élisabeth Roudinesco doit être remerciée pour ce livre, qui non seulement remet en mémoire bien des événements – lesquels, à ce titre, font bien *retour* –, mais encore, comme on le voit, donne naissance à de nouvelles questions.

---

[1]Roudinesco (É.), *Retour sur la question juive*, p. 15.

[2]Cf. par ex. C. Sahel : « Le complexe de Babel : l'abbé Grégoire, les patois et les Juifs », in *Cahiers Bernard Lazare* n° 123-124, Paris, 1989.

[3]J'ai montré la forme de cette opposition dans le récit mythique de la naissance du peuple juif tel que le présente le livre de *L'Exode*, lors d'un *Mercredi du Cercle*. Texte de l'exposé : « La loi, de quel droit ? », repris dans *Che vuoi ?* n° 25, *Regards cliniques sur la loi*.

[4]Poliakov (L.), *Histoire de l'antisémitisme*, IV tomes, Paris, Calmann-Lévy, 19763.

[5]Hassoun (J.), *Non-lieu de la Mémoire. La cassure d'Auschwitz*, Paris, Bibliophane, 1990. Sur toute cette problématique, cf. Aussi, J. Hassoun, *Le passage des étrangers*, Paris, Éditions Austral, 1995.

[6]Misrahi (R.), *La condition réflexive de l'homme juif*, Paris, Julliard, 1963.

[7]Par judaïsme, j'entends ici la même chose que la judaïcité (A. Memmi) : les institutions réelles censées représenter les Juifs dans la République ; parmi elles, le CRIF et le Consistoire. Ce dernier a heureusement mis fin aux agissements du Grand Rabin Sitruk, qui outrepassait scandaleusement sa fonction en prétendant parler au nom des Juifs de France. Il est éminemment douteux que la « majorité silencieuse » des Juifs français se superpose, sociologiquement et politiquement, aux Institutions dites représentatives et encore moins au Consistoire. Que ce soit vis-à-vis d'Israël ou de la France, les réactions de la population juive en tant que telle ne relèvent en rien de ce qu'il est convenu d'appeler *le politique*.

[8]Sur cette problématique, on se souviendra avec profit de l'apport décisif de Jacques Hassoun qu'É. Roudinesco ne cite pourtant jamais. Cf. p. ex. *Les passions intraitables*, Aubier 1989 ; *Les contrebandiers de la mémoire*, Syros, 1994 ; *L'obscur objet de la haine*, Aubier, 1997 ; et surtout *Actualités d'un malaise*, Erès, 1999.

[9]Cf. p. ex. p.10 sq.

[10]Pierre Macherey.

[11]Terme qui est le contradictoire, et non le contraire, d'« antisémite ».

[12]Soient les chapitres 5 « Le génocide entre mémoire et négation » et 7 « Figures d'inquisiteurs » principalement, cf. p. 190 sq., p. 300-301. Et chapitre 6 « Un grand délire dévastateur », *passim*.

[13]On ne peut cependant constater qu'avec consternation que Lacan n'a jamais remis en cause de telles relations, comme d'autres – Aragon par exemple – à propos des mêmes individus parfois (Pierre Drieu La Rochelle, du reste moins antisémite que *fasciste*, au sens politique du terme).

[14]Il serait souhaitable que l'on n'énonce plus le signifiant Heidegger qu'accompagné de son numéro de matricule d'affiliation au Parti nazi : n° 312 589. Cela allègerait les explications.

[15]Farias (V.), *Heidegger et le nazisme*, Paris, Verdier, 1987.

[16]Voir à ce propos le jugement d'Adorno, aussi limpide que définitif : « [Sa] philosophie est fasciste jusque dans ses composantes les plus intimes. » Cf. *Le jargon de l'authenticité*, Paris, Payot 1989, p. 30.

[17]On trouvera les éléments auxquels je fais allusion dans l'œuvre d'É. Roudinesco, *Jacques Lacan. Esquisse d'une vie, histoire d'un système de pensée*, Paris, Fayard, 1993, réédité avec les deux tomes de son *Histoire de la psychanalyse en France* en un seul volume, qui contient de nombreuses augmentations et actualisations, Éd. La Pochothèque, 2009.

[18]Cf. p. ex. Wahl (J.), « Fragments d'un journal », in *Les Temps Modernes*, n° 145, mars 1958..

Jean-Pierre Winter
Homoparenté

Paris, Albin Michel, avril 2010, 217 p.

Danièle Lévy

Parenté, parentalité. Homoparentalité, homoparenté. Telle est la redoutable logique pseudo-circulaire à quoi Jean-Pierre Winter s'attaque dans son nouveau livre.

Sans doute Winter aime-t-il à débusquer les arguments sophistiques, puisqu'il a la patience, faut-il dire la vertu ? de les suivre pas à pas et de les réfuter point par point, démasquant les paralogismes sous les évidences et déployant leurs implications inaperçues. C'est un débatteur ingénieux dont les répliques ne manquent pas de piquant. On va de surprise en surprise, on rit souvent et sa manière de bagarrer a quelque chose de réjouissant. On sait qu'il n'a jamais craint de prendre position, ni d'aller à contre courant. De plus, il est intéressant de voir un psychanalyste s'efforcer de montrer dans le concret de la vie ce qui se peut se passer à l'articulation de la psychanalyse, pratique et théorie, et des phénomènes de société. Qu'on soit d'accord ou heurté, la réflexion se met en route.

Winter nous fait voir un tissu. Ce qui est présenté comme l'opinion publique en constitue la trame, alors qu'il ne s'agit de rien d'autre que de la « logique » des médias. La chaîne suit le fil des exploits de la science, toujours férue de franchissements : l'impossible de la veille passera demain pour un interdit archaïque dénué de fondement. La teinture de ce tissage est tricolore : la liberté de chacun (et non la liberté pour tous), l'égalité imposée par la loi (comme si la loi pouvait régir jusqu'au réel des corps), la fraternité restreinte aux partisans de l'indifférencié. Winter a le courage de dénoncer l'entourloupe, tout en avouant une certaine perplexité : que se passe-t-il ? vers quoi allons-nous ? Comme tout le monde, il s'interroge : où sont les limites ?

De quoi s'agit-il ? de la demande formulée par certains homosexuels, hommes et femmes, que soit votée une loi leur conférant le statut de parents à part entière. Pourquoi pas, se dit-on ? Chacun de nous a eu affaire à de tels « parents » ou à des enfants vivant avec un couple de femmes ou d'hommes. Je suppose que comme moi, chacun a ressenti plus ou moins vivement un certain embarras, difficile à formuler, difficile à soutenir.

L'auteur resitue d'abord le problème dans le cadre de l'évolution sociale actuelle, en observant que le terme de *parentalité* s'est pratiquement substitué à celui de parenté. Depuis quand ? depuis l'assouplissement des lois sur la filiation, qui va de pair avec un intérêt croissant de l'État pour la fonction éducative, et depuis que les biologistes inventent de nouvelles façons de faire des enfants.

La *parenté*, souligne Winter, c'est tout autre chose : « Un système de places centré sur la différence des générations, c'est-à-dire sur la reconnaissance du fait de la procréation » (p. 11). Et de se référer à la « structure élémentaire de la parenté » identifiée par Lévi-Strauss, pour faire valoir sa nature et sa fonction symboliques : il faut un système de places fixes pour situer le réel de la différence des sexes et de la transmission de la vie. Dans la suite, (notamment dans les chapitres 2, 3 et 5), Winter se livre à un exercice de discernement bien utile pour différencier le symbolique du signifiant. Si l'on fait fonctionner le signifiant, on peut décider de nommer une femme « père », ou de faire d'une sœur ou d'une fille sa femme. L'ordre symbolique ne le permet pas : les places dans la génération sont fixes et ont des noms fixes, on ne peut pas jouer à les changer.

« Le terme de *parentalité* s'est aujourd'hui imposé comme un synonyme de parenté », observe Winter. Pourtant, les deux termes ne sont pas synonymes. La parentalité est un ensemble de droits et de devoirs, qui tendent à varier suivant les modes pédagogiques. La parenté est un système symbolique qui nous ancre dans un monde où tout n'est pas possible. Pourquoi substituer un terme à un autre ? demande-t-il. Pour cacher un embarras. « Le concept de "parentalité" est un paradigme de la confusion dans laquelle nous nous trouvons projetés lorsque nous tentons de penser les bouleversements psychologiques et sociaux induits par les avancées des biosciences. Changeons les noms et les problèmes disparaîtront » (p. 12).

Et de dégager d'emblée quelques-uns des problèmes qui se poseraient si les homosexuels pouvaient devenir des parents comme les autres. Le premier : on ne dirait plus « père » et « mère » mais « parent A » et « parent B », comme c'est déjà le cas en Espagne et avec d'autres termes au Canada. Plus loin, il donnera à ce changement de mots une signification tragique : ce serait priver l'enfant, soit d'un père, soit d'une mère. Ce serait rompre la chaîne des générations qui se renouvelle depuis la nuit des temps, transmettant la dette symbolique à un nouvel être en devenir. L'année zéro n'est pas loin.

Seconde conséquence : le sens du terme « état-civil » en serait dangereusement modifié. En effet, un trait de la personnalité, en l'occurrence le choix sexuel, prendrait place dans l'identité civile. Pourquoi pas d'autres particularités, alors, le code génétique par exemple, la religion adoptée, voire le profil psychologique ? « Ce qu'une minorité réussirait à gagner au nom de l'"égalité" se paierait d'une perte de liberté pour tous » (p. 14). Conséquence collatérale ignorantiste : les choix sexuels seraient présentés comme intangibles. Aucune question sur l'étiologie ne serait plus possible, ni sur celle de l'homosexualité ni sur celle de l'hétérosexualité.

En contrepoint, tout au long de son texte, Winter interroge le pourquoi : d'où peut venir « cet étrange souhait » (p. 81), qui paraît réduire la différence des sexes à une particularité anatomique parmi d'autres ? Quelle sorte de séduction exerce-t-il, pour entraîner l'assentiment d'une bonne partie des médias et des politiques (une loi a failli venir en discussion ce printemps !), pour les amener à exagérer les chiffres et à invoquer des arguments relevant du sentimentalisme ? « Est-ce l'homophobie qui empêche les couples d'homosexuels de devenir des parents à part entière ? N'y aurait-il pas plutôt dans nos sociétés une espèce d'hétérophobie, au sens de la haine de la différence ? » (p. 15).

Ainsi se trouve brossé un tableau des désarrois des sociétés actuelles, désarrois cachés par le recours aux bons sentiments et aux idéaux égalitaires, mais qui transparaissent dans l'état de confusion de la pensée. La question de l'homoparentalité, dont l'*homoparenté* serait la traduction juridique, n'en est qu'un aspect parmi d'autres.

Winter commence par se demander de quel droit les psychanalystes s'autoriseraient à opiner sur la question (chapitre 1). Il y répond en réfutant point par point les arguments qui leur ont été opposés, rappelant d'abord que la psychanalyse n'est pas une psychologie individuelle, mais qu'elle porte sur le rapport à l'Autre. Puis, que la psychanalyse, certes, n'est pas là pour introduire des normes, mais que les normes sont déjà là dans la tête des gens, et qu'elle leur permet de les remettre à leur place. Enfin, il n'est pas vrai que le psychanalyste doive seulement accompagner l'évolution de la société. Il peut aussi dire, du lieu de son expérience et à travers les questions qu'il pose, quelles circonstances, quelles discordances rendent la vie plus difficile et augmentent l'angoisse, ou permettent au contraire de s'y retrouver.

Sus aux adversaires maintenant (chapitre 2) : les partisans de l'homoparenté centrent leur argumentation sur l'idée du « bon parent » : ils ne comprennent pas pourquoi on leur refuse le statut de parents, alors qu'ils pourraient donner à des enfants autant d'amour et d'éducation que les parents hétérosexuels. Ils et elles récusent comme homophobes et rétrogrades tous les arguments qu'on pourrait leur opposer.

Nul ne doute, écrit Winter, des capacités d'amour et de pédagogie des homosexuels. Mais le problème n'est pas là. L'amour n'est pas fiable et peut justifier n'importe quel débordement. Deux mille ans d'histoire du christianisme ont prouvé que l'amour ne suffit pas à fonder un lien social admissible. Seule la loi peut faire tenir ensemble les membres d'une communauté. Quant à l'éducation, Winter rappelle que Freud relativise beaucoup son rôle : « L'éducation reste entièrement dans le domaine qui lui a été assigné, lorsqu'elle se borne à suivre les lignes tracées organiquement et à leur imprimer une forme plus nette et plus profonde » (p. 67 ; la citation est extraite des *Trois Essais*, p. 99-100). C'est la névrose qui exagère l'importance de l'éducation, ajoute-t-il. L'éducation peut nuire au développement, par exemple lorsqu'elle impose des obligations prématurées : comme certains parents qui enseignent à leur bébé de trois mois à « dire merci » en faisant un signe de la main, « ce dressage au signe n'ayant rien de commun avec les conditions de l'acquisition du langage » (p. 63). Et il précise avec F. Dolto qu'« imprimer une forme plus nette et plus profonde », accompagner, c'est dire les choses au moment où elles arrivent, sans trop insister.

Certes l'amour et l'éducation ont leur importance, ajoute-t-il, mais « cela ne suffit pas à la construction du psychisme ». Il y a autre chose. Il en vient alors au symbolique, pour mettre en évidence le déchirement d'un enfant à qui serait affirmé qu'il est le fils ou la fille de deux hommes ou de deux femmes : il aurait à se porter « témoin de l'impossible », écrit Winter (p. 74), obligé soit de dénier ce qu'il sait (qu'il ne peut pas être leur enfant biologique) pour rester fidèle à leur parole, soit de choisir ce qu'il sait et perdre confiance dans ses parents et en général dans les adultes. Il est capable de maintenir les apparences pendant quelque temps, mais au moment où se posera pour lui la question d'avoir lui même des enfants, que ce soit dans la réalité ou dans le fantasme, l'impossible ressurgira et le prendra à la gorge. Or, « ce qui fonde la parenté est que l'enfant se développe de façon à pouvoir lui-même, plus tard, transmettre la vie » (p .64).

Jean-Pierre Winter, qui s'est attaché particulièrement à la clinique de l'infertilité, ne peut que s'inquiéter de telles situations. Il a constaté les effets de souffrance et d'angoisse qui se manifestent aux générations suivantes, lorsque des effacements, des confusions et des

« bricolages » sont intervenus au niveau de la transmission de la vie, tant physique que psychique. Or, remarque-t-il, le fait est que des homosexuels qui veulent « faire un enfant » ne peuvent se passer d'une intervention hétérosexuelle, donneur de sperme ou mère porteuse. Si réduite soit-elle, elle aura mis en jeu du désir et du corps hétérosexuels. Peut-on effacer ce réel de la filiation ? Une loi d'*homoparenté* ne risquerait-elle pas d'y inciter ?

Quatre chapitres suivent encore, intitulés respectivement « Homophobie ou hétérophobie ? », « La différence des sexes », « L'identité décentrée » et « Droit, identité et sexualité ». S'y succèdent et alternent dans une joyeuse associativité des références à Freud, Lacan, Winnicott, Dolto, des vignettes et des commentaires de cas cliniques... ou médiatiques, des références littéraires, des citations de politiques (surtout des femmes, pourquoi ?), des raisonnements talmudiques et des débats pied à pied avec les déclarations de la partie adverse. Tout à la fin apparaît un doute : pourquoi certains homosexuels tiennent-ils tellement à « faire comme tout le monde » ? Leur rapport à leur homosexualité est-il aussi « positif » et dénué d'angoisse qu'ils l'affirment ? Mais ce serait à eux de le dire.

Ce joyeux désordre qui n'exclut pas la rigueur, qui permet au contraire de cerner une question malaisée, rend le livre difficile à résumer. Mais sa lecture est agréable, il pose avec courage un problème passionnant et on n'en sort pas comme on y est entré. Qu'attendre de plus ? Dans la vacillation des pensées qui va de pair avec la confusion ambiante, le recours à un certain bon sens psychanalytique remet les idées en place : « ce n'est pas une loi qui empêche les homosexuels de faire des enfants ! » ; que les enfants soient faits par un acte hétérosexuel, ce n'est pas une norme, c'est un fait ; « les seuls êtres qui ne soient pas issus d'une union hétérosexuelle sont Adam, Ève, les dieux et Jésus ! » ; la différence des sexes, la vie, la mort sont des réels difficiles à supporter mais il est vital de les maintenir comme tels ; c'est pourquoi dans le symbolique doit trouver place un signifiant de l'impossible, etc.

Jean-Pierre Winter n'écrit pas ce livre pour défendre la famille traditionnelle, ni pour mettre en cause les choix sexuels des personnes. Mais il ressent vivement les « attaques contre le symbolique », ayant eu l'occasion d'en constater les dégâts. Il voit qu'une sorte de vertige démocratique incite à voter dans la précipitation des lois dont en risque de constater les dégâts dans dix ou vingt ans (si tant est qu'on les reconnaisse, ajouterai-je). Il avertit, il demande qu'on réfléchisse.

Ce qu'il redoute, c'est que la « loi » demandée ne soit un pur et simple calque de la parenté actuelle : car dans ce cas, c'est en effet tout le système de la parenté qui serait mis en cause pour satisfaire une minorité au sein d'une minorité, car « le projet d'effacer la différence des sexes de la filiation en légalisant l'*homoparentalité* » (p. 213) l'emporterait. A-t-il une suggestion pour régler le problème autrement que par une formation réactionnelle ? Oui, toute petite, au détour d'un paragraphe : c'est peut-être un mot qui manque, il faudrait trouver un nom pour ce type nouveau de « parentalité ».

Il y a sûrement des solutions moins vertigineuses que celles dont Winter énumère les risques. Il y a sûrement des façons de répondre au problème sans transgresser l'interdit fondateur. L'ingéniosité des juristes n'est-elle pas pleine de ressources ?

À paraître à l'automne 2010

Che vuoi ? Nouvelle série

Volume 34 / 2010

La métaphore

Dès ses premiers travaux sur l'hystérie et les psychonévroses de défense, Freud met en évidence un facteur étiologique constant, un « complexe nucléaire des névroses », qu'il appellera « complexe paternel », puis « complexe d'Œdipe ».

Lacan désigne dans un premier temps cette fonction du père comme une métaphore, la « métaphore paternelle », précisant qu'elle fonde la loi et permet le désir. Cette formulation s'appuie sur une lecture croisée de Freud avec Saussure et Jakobson, où il découvre l'inconscient « structuré comme un langage ». La fonction paternelle est rapprochée du fonctionnement du langage, et particulièrement de la poésie.

Son dernier enseignement reprend la distinction posée dès le début entre symbolique, imaginaire et réel, grâce à la trouvaille du nœud borroméen, c'est-à-dire la façon dont les trois consistances se nouent. Il indique alors que le symbolique, l'imaginaire et le réel pourraient bien être les vrais Noms-du-Père. Ces conceptions ne sont pas sans incidence sur la clinique, et particulièrement la clinique des psychoses.

Nous proposons d'interroger cette notion lacanienne de la métaphore, entre clinique, topologie, mythe et poésie.

Les textes proposés sont à adresser par courrier électronique en document Word et avec l'adresse de l'auteur au Comité de rédaction à : sreznik@free.fr

Les articles ne devront pas dépasser 30 000 signes (espaces compris). Ils seront présentés sans mise en page particulière. Il est conseillé d'avoir recours à des sous-titres pour rythmer le texte. Les mots étrangers, les titres de livres ou d'œuvre (film, tableau, etc.) sont à inscrire en *italiques*. Les notes seront à ajouter en fin de texte.

Pour une note de lecture, compter environ 3 000 à 9 000 signes en moyenne. Il existe aussi de courtes notes (1 000 à 3 000 signes) dans la rubrique *Che vuoi ? a aussi reçu*.

Les citations seront introduites entre guillemets dans le texte et leurs références devront être le plus complètes possible, selon le modèle suivant :

- **Pour un livre** : Dolto Françoise, *Au jeu du désir*, Paris, Le Seuil, 1981, 344 p.
- **Pour un livre traduit** : Freud Sigmund (1905), *Le mot d'esprit et sa relation à l'inconscient*, trad. fr., Paris, Gallimard, 1988, 440 p.
- **Pour un article dans une revue** : Castoriadis-Aulagnier Piera, « Le droit au secret : condition pour pouvoir penser », *Nouvelle Revue de Psychanalyse*, Paris, Gallimard, 1976, n° 14, p. 141-157.
- **Pour un article dans un livre** : Ferenczi Sandor (1910), « Mots obscènes. Contribution à la psychologie de la période de latence », in *Psychanalyse I. Œuvres complètes*, tr. fr. 1968, Paris, Payot, p. 132.

La rédaction se réserve le droit de demander des précisions, coupures ou autres modifications des textes fournis. Elle se réserve aussi celui de refuser un texte qui ne respecterait pas les dates-limites de remise indiquées ou dont les références seraient incomplètes.

Numéros parus :

N° 1 ***Expériences du négatif*** : M. Arambourou, J.-J. Blévis, M.-Cl. Thomas, J. Clerget, G.-A. Goldschmidt, F. Biégelmann, Ch. Maillet, M.-Cl. Thomas, D. Kohen, J. Hassoun, S. Hajlblum, P. Hassoun, J.-P. Lehmann, S. Benzaquen, J.-M. Pré-Laverrière, Cl. Spielmann

N° 2 ***La contrainte*** : M. Montrelay, B. Baas, M. Blévis, P. Hochart, F. Baudry, M.-L. Lévy, J.-M. Pré-Laverrière, Parménide, J.T. Dessanti, J. Cooren, I. Diamantis, F. Delbary, J. Jouet, C. Doroszcuzuk, E. Guidoni, J.-P. Maillet, C. Casadamont, J. Hassoun, G. Casadamont, A. Deniau, P. Chemla

N° 3 ***Actualité de* Totem et Tabou** : C. Rabant, M. Arambourou, S. Benzaquen, A. Deniau, J. Imbeault, C. Buci-Glucksman, G. Casadamont, S. Ostrowetsky, P. Ginésy, D. Pariente, J.-J. Blévis, M. Hessel, M. Gaugain, J. Hassoun, Ch. Maillet, S. Lesourd

N° 4 ***La Folie insoupçonnée*** : J.-J. Blévis, J. Jouet, S. Hajlblum, P. Kahn, M. Schneider, J.-L. Payen, D. Maugendre, Y. Charnet, B. Buchanan, C. Casadamont, J. Oury, D. Destombes, J.-M. Pré-Laverrière, E. Diet, S. Le Poulichet, E. Cormann, A. Vicaire, S. J. Norman

N° 5 ***La responsabilité du psychanalyste dans la Cité*** : S. Benzaquen, A. Cherki, M. Chnaiderman, R. Hallack, F. de Rivoyre, S. Nerson-Rousseau, M. Dubec, M. Martin, A. Allart-Terminassian, M. Dreyfus, J. Hassoun, G. Dana, M. Arambourou, M. Tricot, J. Birman, P. Mieli, J. Hassoun, Ch. Maillet

N° 6 ***La jalousie*** : C. Casadamont, J.-J. Blévis, M. Montrelay, J. Moulin, G. Grandguillaume, M. Arambourou, E. Marjolin-Guidoni, C. Wajsbrot, M. P. Destombes-Charitat, P. Aubier

N° 7 ***Logiques du corps*** : J. Birman, M. Novodorsqui, G. Guillerault, S. Nerson-Rousseau, D. Dobbels, M. Arambourou, Cl. Rabant, J.-M. Pré-Laverrière, Cl. Spielmann, C. Cacoub, Ph. Sollers, P. Uzan, G. Dana, J. Hassoun, S. Hajlblum, H. Abdelhouaed

N° 8 ***Le religieux*** : J.-J. Blévis, M.-L. Lévy, F. Cohen, S. Benzaquen, O. Natahi, O. Grignon, J.-P. Lehmann, Cl. Rabant, Cl. Maillard, E. Faber, J. Hassoun, J.-M. Pré-Laverrière, P. Chemla, A. Dufourmantelle, J.-P. Lebrun, A. Deniau

N° 9 ***Moments psychotiques dans la cure*** : M. Blévis, S. Benzaquen, C. Kolko, F. Davoine, S. Quesemand-Zucca, F. Delbary-Jacerme, A. Longuet Marx, P. Mieli, A. Lehmann, J. Feher-Gurewitch

N° 10 ***L'inespoir*** : M. Revault d'Allones, F. Delbary-Jacerme, E. Guidoni, J.-M. Pré-Laverrière, O. Natahi, P. A. Taguieff, Y. Lugrin, F. Benslama, M. Arambourou-Mélèse, C. Casadamont, P. Ginésy, D. Weiss, B. Friot

N° 11 ***Désunion*** : J.-P. Lehmann, J.-P. Basclet, K. Varenne, O. Douville, A. Deniau, G. Dana, J. Félician, D. Epstein, J.-P. Teboul, J.-P. Lehmann, O. Douville, A. Deniau, N. Zaltzmann, J. F. Glicenstein, O. Douville, J.-P. Lehmann, A. Deniau, S. Trigano

N° 12 ***Jacques Hassoun*** : F. Hofstein, M. Godelier, Cl. Sahel, G. Garner, C. Wajsbrot, N. Novodorsqui, Cl. Spielmann, C. Alexandre-Garner, C. Naggar, M. Arambourou, A. Cherki, O. Douville, O. Natahi, A. Deniau, J.-P. Lehmann, M. Abbaye, J.-P. Pré-Laverrière, J. Félician, A. Longuet Marx, F. M'rad

N° 13 ***Le mouvement de l'analyse*** : G. Dana, F. Davoine, G. Haddad, Cl. Maillard, F. Delbary-Jacerme, C. Casadamont, A. Didier-Weill, M. Moisseeff, A. Finkielkraut, S. Trigano, Ph. Rappard, A. Deniau, M.-L. Lévy, M. Tricot, P. Verhaege, P. Hassoun, D. Lévy, J.-M. Pré-Laverrière, J.-P. Teboul

N° 14 ***Rencontrer le réel*** : H. Petit, M. Tricot, Ch. Maillet, F. Davoine, J.-P. Lehmann, J.-P. Winter, H. Bentata, A. Ksensée, S. Benzaquen, A. Deniau, F. de Rivoyre, P. Belamich, L. Mélèse, J.-L. Payen, L. Mingasson, P. Hassoun

N° 15 ***La formation des psychanalystes*** : N. Beauchamp, J.-P. Lehmann, A. Lehmann, M. Safouan, Ch. Melman, A. Didier-Weill, Ph. Julien, C. Soler, J. Cournut, D. Zaoui, J.-A. Miller, J.-J. Blévis, R. Zygouris, D. Sainte Fare Garnot, I. Gárate-Martínez, L. Gherchanoc, R. Lévy, B. Lemérer, G. Pommier, M. Strauss, G. Dana, J. Froissart Jr, A. Galbiati, P. Hassoun-Lestienne, M.-L. Lévy, S. Nerson Rousseau, J. Zoueïn

N° 16 ***Le symptôme*** : M.-L. Lévy, J.-J. Blévis, J.-P. Lehmann, F. Davoine, P. Kahn, H. Petit, G. Dana, F. Decant, S. Benzaquen, C. Desnos, G. Sabsay Foks, J.-M. Pré-Laverrière, A. Deniau

N° 17 ***Loin du divan ? Des psychanalystes dans les structures de santé*** : J. Sédat, J.-P. Lehmann, M. Landau, M.-T. Fritz, M. Tricot, I. Bethenod, O. Borel, S. Giampino, A. Lehmann, Th. de Rochegonde, G. Dana, A. Deniau, D. Lévy, É. Lumbroso, P. Ginésy, F. de Rivoyre, A. Doussin, J. Perroy, S. Nerson Rousseau, G. Michaud, S. Benzaquen, J.-J. Blévis

N° 18 ***Sublimer ? I. La pulsion et l'acte*** : P. Quignard, J.-J. Blévis, F. Delbary-Jacerme, M. Constantopoulos, M. Gauthier, G. Lévy, Cl. Maillard, C. Casadamont, J.-P. Lehmann, D. Arnoux, A. Deniau, M.-L. Lévy, D. Weiss, Ph. Beucké

N° 19 ***Sublimer ? II. Chemins de la création*** : H. Cixous, M. Faivre-Engelhardt, D. Sibony, C. Wajsbrot, Cl. Maillard, Cl. Spielmann, J. Labour-Gril, J. Froment, D. Arnoux, J.-Cl. Maleval, H. Petit, S. Wiener, C. Soler, J. Attié, D. Lévy, M. Constantopoulos, J.-L. Durand, A. Guérineau-Jomelli

N° 20 *De l'infantile* : M. Faivre-Engelhardt, D. Weiss, M. Tricot, S. Reznik, M. Hessel, A. Deniau, M. Constantopoulos, P. Hochart, J.-P. Lehmann, D. Rivière, P. Hassoun, P. Chemla, F. Attiba, É. Lumbroso, C. Desnos, F. de Rivoyre, S. Benzaquen, G. Dana, J. Perroy, N. Anquetil, M. Jeanvoine

N° 21 *La psychanalyse en traductions* : J.-Cl. Milner, D. Lévy, S. Reznik, G.-A. Goldschmidt, J. Altounian, L. Cornaz et Qi Chong, O. Douville, G. Tarabichi, J. Zoueïn, T. de Rochegonde, M. Constantopoulos, J. Morel Cinq-Mars, A. Houballah, Cl. Maillard, F. Reznik, G. Sabsay Foks, L. Cornaz, P. Hassoun, M. Tricot

N° 22 *Malaise dans la réglementation* : J. Sédat, A. Deniau, D. Lévy, M. Aisenstein, C. Mathelin, A. Vanier, T. de Rochegonde, Débat au Sénat, L. Mahjoub, J.-A. Miller, A. Tardits, C. Soler, Cl. Rabant, J. Perroy, J.-P. Llugiver, L. Le Vaguerèse, J.-D. Matet, G. Dana, P. Boismenu, P. Mieli, A. Esquerre, G. Sias

N° 23 *Destins des traces* : J.-P. Lehmann, R. Major, Ph. Beucké, P. Pachet, G. Dana, J.-J. Blévis, C. Casadamont, Cl. Maillard, P.-L. Assoun, C. Kolko, J. Aubry, C. Tiberghien, A. Lehmann, Cl. Rabant, D. Lévy, M. Landau, M. Hessel, D. Destombes, F. Delbary-Jacerme

N° 24 *De l'argent* : S. Reznik, Cl. Alphandéry, R. Lew, J. Sédat, M.-L. Lévy, A. Deniau, L. Mingasson, G. Sabsay Foks, F. Biégelmann, M. Ducornet, M. Landau, F. Bieth, F. Bétourné

N° 25 *Regards cliniques sur la loi* : J. Attali, D. Lévy, S. Reznik, J. Félician, Ph. Réfabert, A. Deniau, D. Rivière, L. Cornaz, Cl. Sahel, Th. de Rochegonde, M. Tricot, D. Epstein, J.-P. Lehmann, É. Glissant

N° 26 *La langue intime* : M. Vierling, H. Ewenczyk, J.-P. Lehmann, Cl. Maillard, F. Delbary, M. Faivre-Engelhardt, R. Lew, S. Malem, S. Reznik, A. Deniau, F. Swiatly, F. Bétourné, F. Reznik, F. F. Berger

N° 27 *L'expérience du transfert* : S. Rabinovitch, D. Lévy, S. Reznik, J. Zoueïn, Cl. Maillard, M. Constantopoulos, F. Biégelmann, G. Sabsay Foks, Ph. Réfabert, A. de Villanova, J.-P. Lehmann, Cl. Jeangirard, V. Medda, G. Dana, F. Dahan, J. Félician, P. Hassoun, S. Benzaquen, T. Landau

N° 28 *Imaginaire et narcissisme* : J. Sédat, F. de Rivoyre, J.-P. Lehmann, B. Toboul, C. Desnos, B. Lemérer, A. Deniau, O. Douville, O. Grignon

N° 29 *L'erre de la jouissance* : J. Sédat, M.-L. Lévy, M. Tricot, F. Delbary, S. Reznik, H. Michaud, Ph. Réfabert, Cl. Maillard, G. Chaboudez, S. Malem, J.-P. Lebrun, D. Lévy, A. Deniau, Ph. Beucké

N° 30 *Le rire en analyse* : S. Reznik, Ph. Avron, A. Guérineau-Jomelli, D. Destombes, Cl. Maillard, C. Rabant, M. Constantopoulos, R. Lew, M. Kohn, F. Reznik, L. Gorse, F. de Rivoyre, J. Morel Cinq-Mars, F. Biégelmann, I. Robert

N° 31 *L'invention des enfants* : J. Morel Cinq-Mars, C. Desnos, M.-J. S. Collaudin, K. de Vion, A. Hamad, C. Arnaud-Tanner, H. Ewenczyk, M. Novodorsqui-Deniau, M. Landau, M. Tauber, S. Molina, F. Biégelmann, M. Constantopoulos, C. Maillard, O. Rosenblum

N° 32 *Le malaise pervers* : J. Sédat, S. Reznik, A. Deniau, G. Vialet-Bine, H. Michaud, J. Le Troquer, G. Sabsay Foks, M. Constantopoulos, Y. Duvergé, E. Malissen, F. Nielsen, C. Rabant, O. Natahi, J.-P. Lehmann

Collection « Psychanalyse et faits sociaux »

N° 1 *Quand la psychanalyse oriente la psychiatrie* : A. Deniau, G. Dana, J.-D. Matet, P. Chemla, P. Bantman, J. Pernet, M. Sauvé, M. Rajnchapel-Granat, M. Bullot-Boisson, B. Chevillion, S. Colin, L. Buzit, Ch. Pourrier, B. Wallian, F. Grasser, F. Chaumon, K. Le Marois, D. Ramsbott, F. Grossmann, A. M. Vanhove, M. Nebout, S. Quéré, M. Boisliveau, A. Bouhlal, L. Rajbenbach, G. Lewkowicz

N° 2 *Psychanalystes, gourous et chamans en Inde* : C. Clément, P. Bantman, D. Sabatier, J. Nimylowycz, S. Kakar, R. C. Jiloha, O. Douville, M.-H. Braudo, A. Vanier, G. Pommier, S. Hefez, F. Mélèse, J. Vigne, Y. Govindama, F. Pittolo, U. Barua, R. Airault, I. Kaganski, J.-F. Solal, Ch. Fouchard, D. Lippe, T. Van Eersel, T. Delcourt, J.-J. Moscovitz, P. Hassoun, A. Deniau, Ch. Condamin

N° 3 *Jacques Hassoun, Extraits d'une œuvre* : Prémices ; La langue - les langues, histoire et psychanalyse ; De l'expatriement fondateur à la déchirure en abîme ; Être psychanalyste avec l'écriture de l'Histoire ; Un judaïsme éclairé

BULLETIN DE COMMANDE

à retourner aux éditions L'Harmattan
5-7, rue de l'École Polytechnique
75005 Paris

Nom, Prénom : ....

Adresse : ....

....

L'abonnement :	pour 1 an (2 numéros)	2 ans (4 numéros)
France	35,10 €	68,60 €
Etranger, Dom Tom	41,20 €	74,70 €

[ ] Ci-joint chèque de .... € à l'ordre de L'Harmattan

[ ] Veuillez me faire parvenir un reçu

L'HARMATTAN, ITALIA
Via Degli Artisti 15 ; 10124 Torino

L'HARMATTAN HONGRIE
Könyvesbolt ; Kossuth L. u. 14-16
1053 Budapest

L'HARMATTAN BURKINA FASO
Rue 15.167 Route du Pô Patte d'oie
12 BP 226
Ouagadougou 12
(00226) 76 59 79 86

ESPACE L'HARMATTAN KINSHASA
Faculté des Sciences Sociales,
Politiques et Administratives
BP243, KIN XI ; Université de Kinshasa

L'HARMATTAN GUINÉE
Almamya Rue KA 028
En face du restaurant le cèdre
OKB agency BP 3470 Conakry
(00224) 60 20 85 08
harmattanguinee@yahoo.fr

L'HARMATTAN CÔTE D'IVOIRE
M. Etien N'dah Ahmon
Résidence Karl / cité des arts
Abidjan-Cocody 03 BP 1588 Abidjan 03
(00225) 05 77 87 31

L'HARMATTAN MAURITANIE
Espace El Kettab du livre francophone
N° 472 avenue Palais des Congrès
BP 316 Nouakchott
(00222) 63 25 980

L'HARMATTAN CAMEROUN
Immeuble Olympia face à la Camair
BP 11486 Yaoundé
(237) 458.67.00/976.61.66
harmattancam@yahoo.fr

L'HARMATTAN SÉNÉGAL
« Villa Rose », rue de Diourbel X G, Point E
BP 45034 Dakar FANN
(00221) 33 825 98 58 / 77 242 25 08
senharmattan@gmail.com

Achevé d'imprimer par Corlet Numérique - 14110 Condé-sur-Noireau
N° d'Imprimeur : 798075 - Avril 2018 - Imprimé en France

www.ingramcontent.com/pod-product-compliance
Lightning Source LLC
LaVergne TN
LVHW050817061126
851857LV00012B/849